Hautpflege ab 40

Immer gut aussehen von Kopf bis Fuß

- Mit typgerechter Pflege die Haut jung, glatt und rein erhalten

- Tipps und Tricks für eine vitale Ausstrahlung

- Sichere Orientierung im Markt der Wirkstoffe

- Der optimale Schutz vor Hautalterung

- Die richtigen Strategien bei Hautproblemen

- Nutzen und Risiken medizinischer Behandlungen

W0087277

Gesundheit mit der Apotheke

Die Autorin

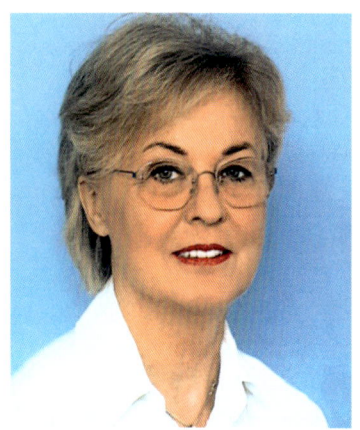

Den Lesern der Neuen Apotheken Illustrierten ist Ursula Kindl seit vielen Jahren als Autorin der beliebten Kolumne „Haut und Haar" vertraut. Die erfahrene Apothekerin kennt die Fragen und Anliegen ihrer Kunden durch die tägliche Praxis in ihrer Apotheke. Ihr fachkundiger Rat steht auf solidem wissenschaftlichen Fundament: Ursula Kindl ist Mitglied der Deutschen Gesellschaft für wissenschaftliche und angewandte Kosmetik, der Gesellschaft für Dermopharmazie sowie der Fachgruppe „Dermokosmetik". Zahlreiche Veröffentlichungen sowohl für die Fachpresse als auch für den interessierten Laien tragen ihren Namen. Daneben ist sie als Referentin zahlreicher Vorträge zu pharmazeutischen und dermopharmazeutischen Themen und in der Schulung von Mitarbeitern der pharmazeutischen Industrie zu kosmetischen Themen eine gefragte Expertin.

Vorwort: Hautpflege ab 40

Wer sich in seiner Haut wohlfühlt, der empfindet sich nicht nur selbst als schön, sondern wirkt auch auf andere so. Ganz unabhängig davon, was die Welt derzeit attraktiv findet und welcher Mode sie momentan gerade wieder folgt. Gepflegte Haut gilt immer als „in". Und das nicht nur aus kosmetischer Sicht. Denn als unser äußerer Schutzschild erfüllt sie zahlreiche Aufgaben, die für uns lebenswichtig sind. Das kann sie aber nur, wenn sie auch gesund ist. Deshalb ist Hautpflege nicht einfach nur „Kosmetik" sondern auch aktive Gesundheitsvorsorge.

Um die Haut schön und gleichzeitig gesund zu erhalten, muss man nicht jedem Trend hinterherlaufen oder sein Geld in teure Luxusmarken investieren. Es ist eigentlich ganz einfach. Man muss sich nur ein paar Fragen beantworten: Welche Hautpflege eignet sich für mich? Was macht Sinn, auf was kann ich verzichten? Und kann ich auch zu viel des Guten tun? Und schließlich: Kann ich über die Pflege hinaus noch etwas für meine Haut tun? Eine gesunde Lebensweise und die richtige Ernährung sorgen für „Schönheit von innen". Und ein wenig Bewegung hilft, dass nicht nur die Haut die richtige Spannkraft behält. Nicht zuletzt: Körperpflege vermittelt Freude am eigenen Körper und verscheucht die Sorgen und die Hektik des Alltags – ein kleiner Urlaub für zwischendurch und das ganz regelmäßig.

Dieser Ratgeber möchte Ihnen dabei helfen!

Ihre Apothekerin Ursula Kindl

Inhalt

Die Autorin	2
Vorwort	3
Neue Pflege für die Haut	6
Die richtige Pflege des Gesichts	8
Die Reinigung des Gesichts	9
Gesichtspflege für den Tag	11
UV-Filter in Tagespflegeprodukten	12
Gesichtspflege für die Nacht	12
Die Pflege der Augenpartie	13
Besondere Maßnahmen der Gesichtspflege	14
• Peelings	14
• Masken und Ampullen	15
• Dekorative Kosmetik	19
Reinigung und Pflege des Körpers	20
Geeignete Präparate zur Körperreinigung	21
Hautpflege nach dem Duschen und Baden	24
Pflege und Schutz für die Hände	26
Frische Füße	30
Nagelpflege	32
Besonderer Schutz im Sommer und Winter	34
Schutz vor der Sonne	34
Braun ohne Sonne	41
Schutz vor der Kälte	44
Hautverjüngung durch Peelings	46
Haarpflege	48
Shampoos und mehr	48
Haare färben und tönen	50
Lösungen für spezielle kosmetische Probleme:	52
Was tun, ...	
... wenn den Nägeln die Widerstandskraft fehlt	52
... wenn sich das Haupthaar lichtet	53
... bei Haaren, wo man sie nicht will	54

... wenn die Haut einer Orange ähnelt 56
... bei Altersflecken 57
... bei der Weißfleckenkrankheit 58
... wenn der Schweiß zu üppig fließt 59

Spezielle Behandlungsverfahren in der ästhetischen Medizin 61

Faltenunterspritzung 61
Botulinumtoxin A 62
Faltenbehandlung mit Lasern 63
Operative Behandlung von Falten 63

Wirkstoffe in Pflegekosmetika 64

Feuchthaltesubstanzen 64
Vitamine 65
Antioxidanzien gegen freie Radikale 67
Wirkstoffe zur Faltenreduzierung 69
Arzneiliche Wirkstoffe 71

Erkrankungen der Haut 72

Allergien 72
Besenreiser und Krampfadern 73
Couperose 74
Finger- und Fersenrisse 75
Fußpilz 76
Periorale Dermatitis 79
Rosacea 81
Unreine Haut 83

Die Haut verstehen: Aufbau und Alterung der Haut 85

Der Hautaufbau 86
Was man über Hautalterung wissen muss 88

Register 92

Wichtige Adressen 94

Neue Pflege für die Haut

Ärgert Sie das auch, wenn zwanzigjährige Models für Kosmetikprodukte für die Frau in den Fünfzigern werben? Nicht nur, dass eine solche Reklame der Verbraucherin unerreichbare Ergebnisse vorgaukelt. Es besteht auch die Gefahr des unkritischen Gebrauchs von falschen, nicht dem Alter entsprechenden Pflegeprodukten.

▼ *Attraktivität und Ausstrahlung sind nicht allein der Jugend vorbehalten. Die reiferen Jahre besitzen ihren ganz eigenen Charme.*

▼ Denn so wie man im Laufe des Lebens die Ernährung den wechselnden Bedürfnissen des Körpers anpasst, wünscht sich auch die Haut eine auf die Lebensphase abgestimmte Pflege.

Tagtäglich kann man attraktiven Frauen begegnen, die zwar nicht mehr unbedingt zur Jugend gehören, doch immer noch jung und dynamisch sind. Auch bei ihnen hat sich die Haut und damit ihre Pflege mit den Jahren verändert. Doch sie haben neben ihrer Ausstrahlung den einen oder anderen Trick auf Lager, attraktiv zu wirken. Und den einen oder anderen Tipp verraten wir auch in diesem Buch.

Wer sich heute mit Fotos seiner Eltern oder Großeltern vergleicht, als diese 40, 50 oder 60 Jahre alt waren, sieht schnell: So jung wie heute sah diese Generation noch nie aus. Dies liegt natürlich daran, dass die Arbeit nicht mehr so anstrengend wie früher ist, sich die Ernährung, aber auch die medizinischen und kosmetischen Möglichkeiten verbessert haben.

Die oftmals gestellte Frage nach den intensivsten oder auch schönsten Jahren des Lebens lässt sich natürlich nur individuell beantworten. Doch in einem zeigen sich die Statistiker einig. Sie sehen diese Zeit bei Frauen in einem Korridor zwischen 40 und 55 Jahren. Tendenz steigend. Und diesen Gipfel der Zufriedenheit strahlen viele von ihnen auch aus.

Wie sehr Attraktivität zu einem höheren Selbstwertgefühl führt, bestätigen Psychologen. Dabei spielt die Haut als größtes Organ eine zentrale Rolle. An ihr erkennen wir sofort, wie wir uns fühlen, ob wir gesund oder krank sind. Und wir nehmen über sie auch automatisch alle Signale des Älterwerdens wahr.

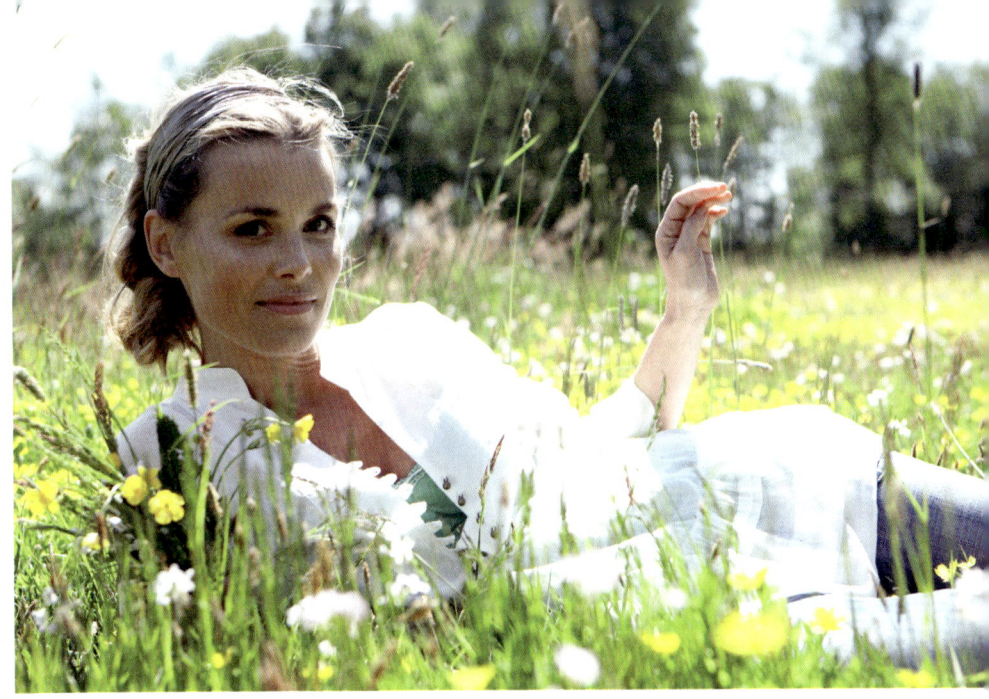

Eine sorgfältig abgestimmte Hautpflege und eine gesunde Lebensweise sorgen für ein frisches Aussehen – in jedem Alter.

Einfacher Hauttest auf der Hand

Wie alt die Haut biologisch betrachtet wirklich ist, kann ein einfacher Test zeigen. Dazu auf dem Rücken der Hand mit zwei Fingern eine Hautfalte fassen, rund zehn Sekunden festhalten, wieder loslassen und beobachten, wie viel Zeit es braucht, bis alle Falten und Spuren verschwunden sind. Verschwinden die Falten sofort, hat die Haut ein biologisches Alter von 20 Jahren. Dauert es bis zu zwei Sekunden, sind es 30 Jahre, bei drei Sekunden 40 Jahre, bei vier Sekunden 50 Jahre und bei fünf Sekunden und länger ist die Haut 60 Jahre und älter.

Doch ob samtig weich, rosig und straff oder eher trocken, schuppig und schlaff – darüber entscheiden nicht nur unsere Gene und die gelebten Jahre. Das hat jeder – zum Glück – auch selbst in der Hand: durch die Lebensweise und nicht zuletzt durch die richtige Pflege. Wie das geht und welche Produkte sich dafür eignen, zeigen die folgenden Kapitel.

Die richtige Pflege des Gesichts

▼ *Täglich ist unsere Haut einer Vielzahl von Einflüssen ausgesetzt. Eine sorgfältige Reinigung und eine dem Hauttyp angepasste Pflege schützt und erhält die Hautgesundheit.*

Keine Haut gleicht der anderen und keine Haut bleibt ein Leben lang gleich. Früher, in der Jugend wirkte sie eher glänzend. An den typischen Stellen wie Stirn, Nase und Kinn neigte sie dazu, zu fettig zu sein und zeigte Unreinheiten. Aber alles in allem erwies sie sich doch als recht robust. Doch bereits geringe Unregelmäßigkeiten wie zum Beispiel das Einsetzen der Monatsblutung konnte das Hautbild schnell verändern. Und nun ab Vierzig plus bietet sie ein zunehmend trockenes und empfindliches Bild und hängt stark von inneren und äußeren Einflüssen ab. Besonders im Gesicht fällt auf, wenn die Haut spannt, sich rötet oder ein Pickelchen auftritt.

▼ Reifere Haut wünscht sich eine andere Pflege als junge. Und nicht nur das. Selbst im Laufe eines Jahres müssen wir manchmal die gewohnte Pflege ändern und sie den momentanen Bedürfnissen anpassen. Sie sieht im heißen Sommer anders aus als im kühlen Winter. Im klimatisierten Büro muss sich die Haut auf andere Begebenheiten einstellen als in der Wohnung, auf der Straße oder im Park. Und auch im Urlaub wechseln die Bedingungen, etwa am Meer, auf Wanderungen im Gebirge oder in tropischen Gefilden.

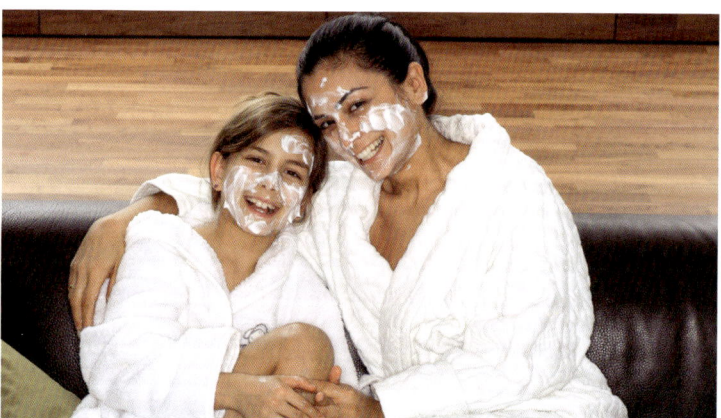

Für jeden die richtige Pflege: Denn junge und reifere Haut haben unterschiedliche Bedürfnisse.

Eine komplette Gesichtspflege beschreiben Fachleute mit folgenden vier Schritten:

▷ Reinigen
▷ Tonisieren
▷ Pflegen
▷ Schützen

Was dies jeweils bedeutet, erklären die folgenden Absätze.

Die Reinigung des Gesichts

Zunächst noch eine wichtige allgemeine Bemerkung. Die Gesichtspflege hört nicht am Kinn und den Ohren auf. Es gehören auch der Hals, der Nacken, das Dekolleté, aber auch die Haut hinter den Ohren und die Ohrläppchen dazu. Also bitte auch die Stellen nicht vergessen, die man nicht direkt im Spiegel sieht.

Um das Gesicht schonend zu reinigen, etwa von Staub, Schweiß oder auch Make-up-Resten, bieten sich Emulsionen wie Reinigungsmilch oder Reinigungscreme am besten an. Sie entfernen sowohl fett- als auch wasserlöslichen Schmutz, ohne die Haut zu stark auszutrocknen.

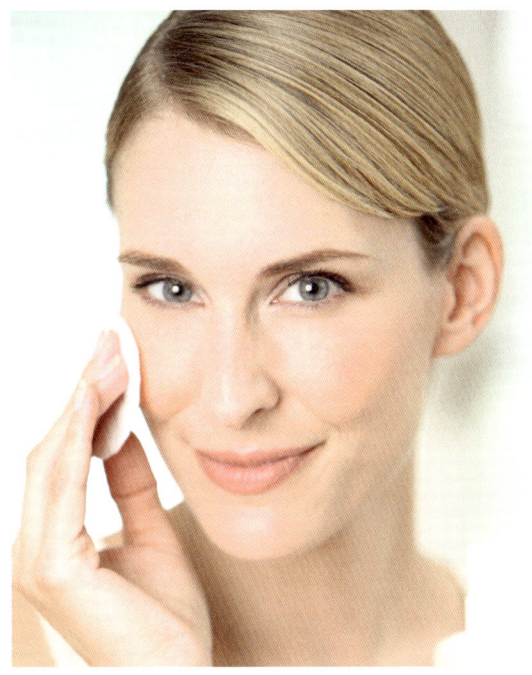

Der Wunsch an die Gesichtsreinigung: mild und gründlich zugleich.

▼ Gesichtsreinigungen gibt es für die verschiedensten Hauttypen, und es lohnt sich, ein wenig zu experimentieren, um das optimale Produkt zu finden. Um zu testen, ob es sich eignet, gibt es einen ganz einfachen Trick: Fühlt sich die Haut nach dem Reinigen frisch und sauber an, ohne zu spannen, steht die Pflegeampel auf grün.

▼ Frisch und sauber ohne zu spannen soll sich die Haut nach der Reinigung anfühlen.

Eine ungeeignete Reinigung hinterlässt hingegen ein Spannungsgefühl auf der Haut. Dies liegt entweder daran, dass das Produkt die Haut zu stark entfettet oder nicht genügend Inhaltsstoffe besitzt, die den hauteigenen Fettfilm wieder herstellen. Bleibt hingegen ein fettiges Gefühl auf der Haut zurück, kann das ein Zeichen dafür sein, dass die Reinigungskraft nicht ausreicht.

▼ *Reinigen, Tonisieren, Pflegen, Schützen: Sie bilden gemeinsam die komplette Gesichtspflege.*

▼ Reine Syndets (**syn**thetische **Det**ergenzien) (siehe Seite 22) eignen sich weniger dazu, das Gesicht zu reinigen. Zwar entfernen sie Verschmutzungen zuverlässig, aber auch zu viel des körpereigenen Fettfilms. Dadurch verliert die Haut ihren Verdunstungsschutz und trocknet aus. Man spürt es deutlich daran, dass die Gesichtshaut nach der Reinigung unangenehm spannt und nach einer Extraportion Creme verlangt.

Auch Seifen haben bei der Reinigung des Gesichts nichts zu suchen. Sie bilden mit kalkhaltigem Wasser unlösliche Verbindungen. Experten nennen sie Kalkseifen. Entfernt man sie nicht gründlich, können sie die Poren verstopfen und Pickel und unreine Haut verursachen.

Steht das richtige Produkt fest, geht man folgendermaßen vor: Zuerst das Augen-Make-up mit getränkten Pads oder Augen-Make-up-Entferner abnehmen. Danach die Milch oder die Creme großzügig über das Gesicht verteilen. Am günstigsten ist es, sie anschließend mit reichlich Wasser abzuwaschen. Alternativ lässt sie sich auch mit einem Gesichtswasser entfernen. Wichtig ist in beiden Fällen, dass keine Reste des Reinigungsproduktes auf der Haut verbleiben.

Das Auftragen eines Gesichtswassers dient dazu, noch übrig gebliebenes Reinigungsmittel zu entfernen, die Haut zu erfrischen und je nach den Zusätzen zu desinfizieren oder zu beruhigen. Bei trockener Haut geschieht dies am besten mit alkoholfreien Produkten. Gesichtswassersprays verteilt man mit einem Wattepad auf dem Gesicht. Keinesfalls auf der Haut verdunsten lassen, da dies wieder trockene Haut begünstigen kann.

Seit einigen Jahren gibt es auch sogenannte Zwei- oder gar Drei-in-einem-Produkte. Sie enthalten Augen-Make-up-Entferner und Gesichtsreinigung in einem.

Sie eignen sich jedoch nur für eine kurze Zeit, zum Beispiel auf Reisen. Denn wer sie nur ungenügend entfernt, riskiert schnell Hautirritationen. Eine besonders schonende Gesichtsreinigung gelingt übrigens mit Kleieprodukten.

Gesichtspflege für den Tag

Tages- und Nachtpflege besitzen das gleiche Ziel: den Fett- und Wasserhaushalt wieder in Ordnung zu bringen und die Haut zu pflegen. Für die verschiedenen Bedürfnisse stehen unterschiedliche Zubereitungsformen, Cremegrundlagen und zahlreiche Wirkstoffe zur Verfügung.

▼ Was wünschen sich Frauen von einer Gesichtspflege für den Tag? „Gut in die Haut eindringen" und „keinen Fettglanz hinterlassen" führen die Wunschliste an. Außerdem soll sie Hautunebenheiten glätten und einen matten Schimmer verleihen. Prinzipiell bieten sich vor allem Cremes vom Typ Öl-in-Wasser an (siehe Infokasten auf Seite 25). Wer zu Blässe neigt, sorgt mit einer getönten Tagescreme für mehr Teint.

TIPP FEUCHTIGKEIT FÜR DIE HAUT ◀◀◀

Wenn die Haut schon kurz nach dem Eincremen wieder spannt, liegt das möglicherweise an einem zu hohen Wasseranteil der Creme. In diesem Fall bietet sich ein fettreicheres Produkt aus der Apotheke an, das ausgewählte Feuchthaltefaktoren enthält.

Und auch die Lippen nicht vergessen. Denn sie reagieren besonders empfindlich, da sie keine Talgdrüsen und Hornschicht besitzen. Deshalb steht hier ein besonderer Schutz auf der Tagesordnung. Dies geschieht mit Pflegestiften oder Cremes, die durch ihre Mischung aus Fetten, Ölen und Wachsen gut haften. Bei Aufenthalt in der Sonne ist ein ausreichend hoher UV-Filter unverzichtbar. Auch farbige Lippenstifte pflegen und bieten aufgrund ihrer Farbe meist auch einen guten Schutz vor der Sonne.

▼ *Das Verhältnis von Fett und Feuchtigkeit entscheidet, wie gut eine Pflegecreme zu dem individuellen Hauttyp passt.*

UV-Filter in Tagespflegeprodukten

Apropos UV-Schutz: Immer mehr Tagespflegecremes enthalten ihn, und so mancher fragt sich, ob es in unseren Breiten wirklich notwendig ist, eine Pflegecreme mit Lichtschutzfiltern zu verwenden. Das lässt sich im allgemeinen nur schwer beantworten, denn es hängt von vielen Faktoren ab.

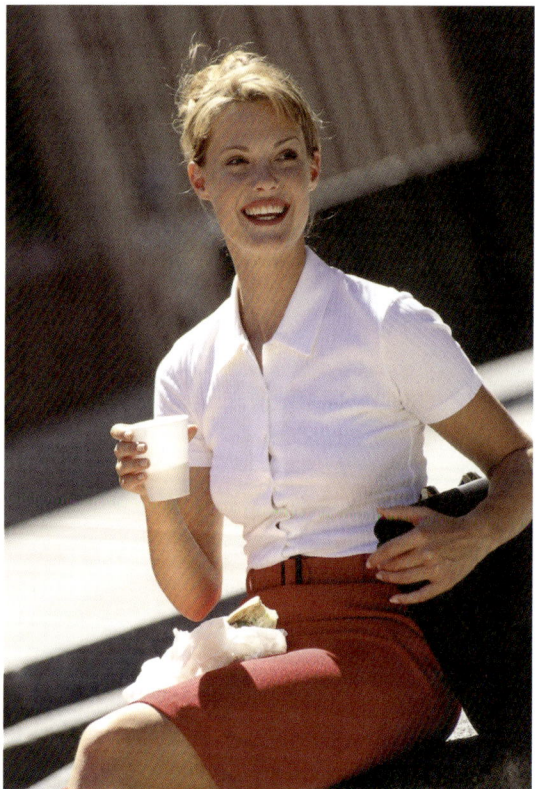

Wer weiß, wie viel Sonne der Tag noch bereithält?
UV-Filter in Tagescremes schützen empfindliche Haut.

Zum Beispiel der Empfindlichkeit gegen die Sonne, der Jahres- und der Tageszeit. Die eine reagiert bereits beim Gang zum Supermarkt an einem sonnigen Tag mit leichten Hautrötungen, die andere erst nach einer Stunde Kaffeetrinken im Freien.

Da man zumeist morgens noch nicht weiß, wie viel Sonne der Tag noch bringen wird, schadet es im Frühjahr und Sommer nicht, ein Tagespflegeprodukt mit UV-Schutz aufzutragen. Die Höhe des Lichtschutzfaktors liegt am besten zwischen zwölf und fünfzehn. Neben dem Gesicht auch den Hals, die Ohren, das Dekolleté und die Handrücken gut eincremen.

Gesichtspflege für die Nacht

Nach dem abendlichen Reinigen der Haut schlägt die Stunde der reichhaltigeren Cremes. Sie bilden einen dünnen Film und verhindern, dass die Haut übermäßig Feuchtigkeit verliert. Im Gegensatz zu den Tagescremes handelt es sich um fettreichere Zubereitungen, oft Wasser-in-Öl-Emulsionen. Spezielle Wirkstoffe können der Haut helfen, sich zu regenerieren und ihr wieder zuführen, was sie während des Tages verloren hat. Auch hier gilt: Nicht das Prinzip „viel hilft viel" bringt den Erfolg, sondern „alles in Maßen". Eine Nachtcreme ist keine Gesichtsmaske.

TIPP NACHTPFLEGE ◀◀◀

In der kalten Jahreszeit Nachtpflege für den Tag benutzen und die Tagespflege für die Nacht. Denn die fettreichere Nachtcreme schützt die Haut auch vor einem eisigen Wind.

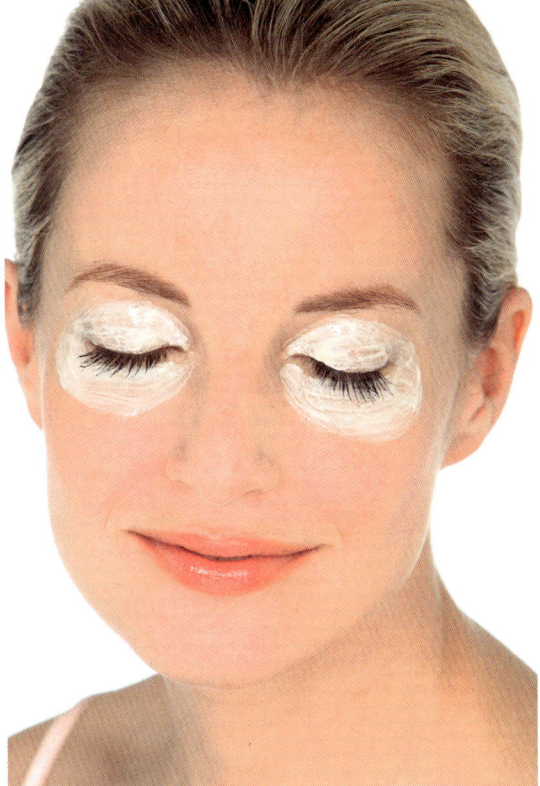

Die Pflege der empfindlichen Augenpartie verlangt besonders verträgliche Inhaltsstoffe.

Die Pflege der Augenpartie

Unsere Ausstrahlung hängt nicht zuletzt vom Ausdruck unserer Augen ab. Doch nicht nur deshalb gebührt ihnen unsere ganz besondere Aufmerksamkeit. Sie verlangen eine spezielle Pflege. Denn die Haut um die Augen reagiert besonders empfindlich. Sie ist dünn und besitzt wenig Feuchtigkeit und Fett. Da sie nur wenig Unterhautfettgewebe enthält, das aufpolsternd wirkt, neigt sie zudem frühzeitig zu Fältchen. Normale Gesichtscremes eignen sich weniger zur Pflege dieser empfindlichen Partien, denn sie enthalten Bestandteile, durch die sie sich zwar auf der normalen Haut gut verteilen lassen. In Augennähe besteht jedoch die Gefahr, dass sie in das sensible Organ gelangen und es reizen. Hier empfehlen sich spezielle Augencremes. Sie enthalten keine solchen Bestandteile. Sicherheitshalber sollte man sie aber trotzdem nicht bis an den Lidrand auftragen.

Wer zu geschwollenen Augen oder Tränensäcken neigt, greift eher zu fettfreien Augengelen. Sie wirken abschwellend und kühlend und bieten sich auch an, wenn man ein Augen-Make-up trägt. Denn wässrige Gele lösen farbige Wimperntusche nicht so leicht wie eine Creme. Augencremes für die Nachtpflege dürfen mehr Fett enthalten. Sie eignen sich besonders bei Fältchen, da sie diese glätten helfen.

 Peelings befreien die Haut von Schmutz und Hautschüppchen. Danach fühlt sie sich glatt und samtig an.

TIPP AUGENKOMPRESSEN ◄◄◄

Augenkompressen, die mit Augenwässern oder Schwarztee getränkt sind, erfrischen eine müde oder gereizte Augenpartie. Aber Vorsicht vor dem beliebten Kamillentee! Er kann bei empfindlichen Personen Allergien auslösen.

Und nach der Kompresse eine Entspannungsübung: Das schafft eine kleine Auszeit und macht frisch für den nächsten Tag. Decken Sie hierzu das linke Auge mit der rechten Hand ab. Nun halten Sie die linke Hand mit ausgestrecktem Arm vor das rechte Auge. Betrachten Sie die Handfläche. Bewegen Sie die Hand langsam auf das Auge zu, dann wieder weg. Versuchen Sie dabei immer, das Auge scharf auf die Hand einzustellen. Danach trainieren Sie mit der anderen Hand und dem anderen Auge.

Besondere Maßnahmen der Gesichtspflege

Peelings

Mancher kennt bestimmt noch folgende alte Fernsehwerbung: Ein Schlittschuh dreht sich über eine Eisfläche und erzeugt viele Kratzer. So sollte es natürlich nicht aussehen, sagte der Hersteller und pries seine sanfte Scheuermilch an. Für das Gesicht gilt ähnliches. Vereinfacht ähneln Peelings einer solchen Scheuermilch. Die darin enthaltenen kleinen Teilchen beseitigen Schmutz und Flecken. Natürlich sollte jetzt keiner auf die Idee kommen, sein Haushaltsprodukt für Körper und Gesicht zu verwenden. Dafür gibt es spezielle kosmetische Peelings. Sie glätten die Haut und öffnen verstopfte Poren.

Natürlich sind Peelings nicht wirklich mit einer Scheuermilch zu vergleichen. Dennoch können sie die Haut reizen. Deshalb dürfen sie bei empfindlicher, trockener Haut oder bei Neigung zu roten Äderchen an Wangen und Nase höchstens einmal monatlich anwendet werden. Peelings gibt es als cremeförmige Zubereitungen in der Apotheke. Sie enthalten Schmirgelsubstanzen wie pulverisierte Aprikosenkerne oder Walnussschalen, runde Kunststoffkügelchen, aber auch feinen Seesand. Besonders für empfindliche Haut bieten sich Enzympeelings an, die auf chemische und nicht auf mechanische Weise wirken.

Und so funktionieren sie: Die Peelingsubstanz auf das angefeuchtete Gesicht, den Hals und das Dekolleté auftragen und mit einer Kosmetikbürste oder den Fingern einmassieren. Danach mit lauwarmem Wasser abwaschen.

Einen ähnlichen Effekt bietet ein Trockenbürsten mit einem Massagehandschuh oder einer Naturborsten-Bürste. Bei entzündlichen Hauterkrankungen wie Neurodermitis sollten Bürstenmassagen oder Peelings unterbleiben. Ebenso, wenn man seine natürliche oder künstliche Bräune über längere Zeit erhalten will. Egal ob Bürstenmassage oder Peeling: die Haut danach sorgfältig eincremen.

Masken und Ampullen

Als Tüpfelchen auf dem i gilt für viele Frauen die Behandlung mit einer Maske oder das Auftragen eines Wirkstoffkonzentrates in einem Kosmetikstudio. Diese Intensivpflege der Haut gilt als schneller Schönmacher.

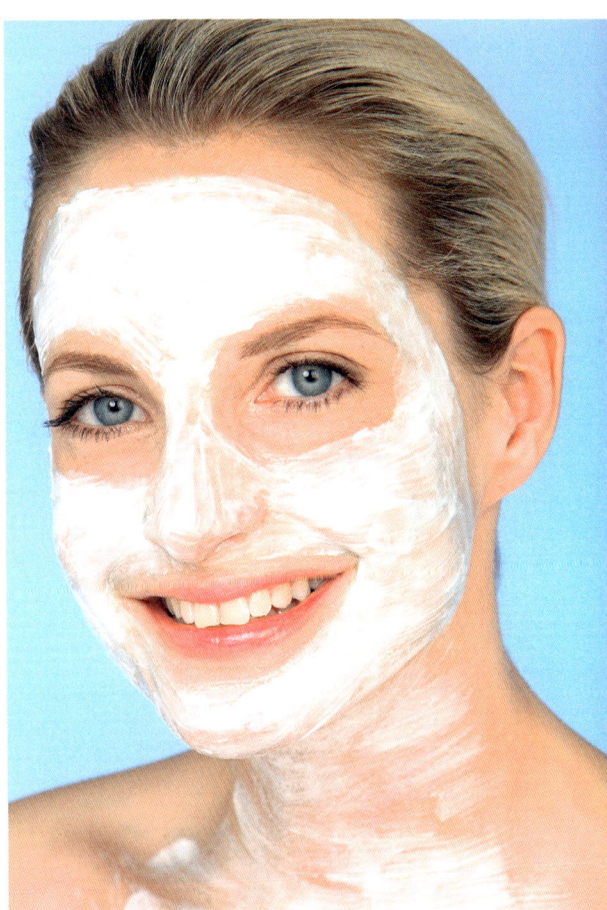

Crememasken geben einer zu Trockenheit neigenden Haut Pflege, Feuchtigkeit und ein frisches Aussehen.

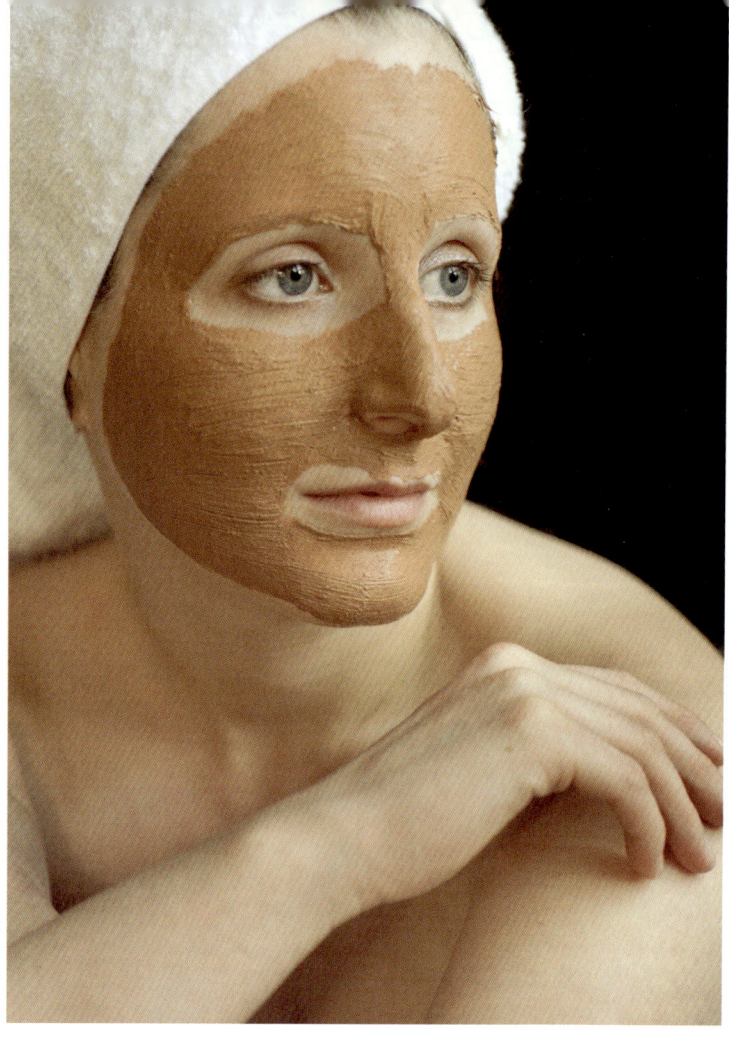

Heilerdemasken entfernen überschüssigen Talg bei einer zu Unreinheit neigenden Haut.

▼ *Creme-, Heil-erde-, Film- oder Rubbelmasken. Der Hauttyp ent-scheidet, welche sich am besten eignet.*

▼ Ob sie wirklich schöner machen, darüber lässt sich strei-ten. Zumindest fühlen sich viele Frauen nach der Behandlung so entspannt und wohl, dass sie diese Anwendungen zu Hause selbst machen möchten. Kein Pro-blem. Denn mittlerweile gehören auch Ampullen und Masken zum Sortiment vieler Kosmetikserien.

Ampullen enthalten Wirkstoffe in konzentrierter, flüssiger Form, meist in Einmalbehältnissen aus Glas oder Kunststoff. Den Inhalt nach dem Öffnen immer schnell und auf einmal aufbrauchen, da er rasch verderben kann. Wenn nicht anders empfohlen, trägt man nach der abendlichen Gesichtsreinigung das Konzentrat auf das Gesicht auf und massiert es leicht ein. Hals und Dekolleté lassen sich mitbehandeln, die Augenpartie nur bei bestimmten Produkten. Danach die Nachtpflege auftragen. Die Häufigkeit der Anwendung hängt vom Wirkstoff sowie dem Hautzustand ab. Ampullen können auch kurmäßig angewendet werden, entweder für eine oder mehrere Wochen als Pflege für jeden Tag. Andere Produkte eignen sich dagegen eher für die wöchentliche oder eine noch seltenere Anwendung.

Noch bekannter als Ampullen: Masken. Kaum eine Kosmetikanwenderin, die dieses entspannende Ritual nicht schätzt. Zwischen Maske und Packung unterscheiden die Hersteller kaum noch. Es sind meist streichförmige Zubereitungen, die sich auf das Gesicht auftragen und nach der vorgeschriebenen Zeit wieder entfernen lassen. Masken besitzen pflegende und befeuchtende Eigenschaften sowie unterschiedlichste Wirkstoffe für viele Hautprobleme.

TIPP MASKE

Reste der Crememaske an den Fingern nicht abwaschen, sondern auf die Handrücken auftragen. Sie ziehen meist völlig ein und brauchen nicht abgewaschen zu werden. Ihre Hände danken Ihnen diese Aufmerksamkeit.

▼ Crememasken sind nichts für fette und unreine Haut. Hier bieten sich feste Masken an. Sie enthalten Stoffe wie Tonerde, Kleie, Meerschlick oder Kieselsäure, die überschüssigen Talg aufsaugen. Als Grundlage dienen Wasser oder Alkohol, die nach einiger Zeit auf der Haut verdunsten, sodass die Wirkstoffe als starre Maske auf der Haut zurückbleiben. Diese dann mit viel Wasser entfernen. Zu diesen festen Masken gehören auch Breipackungen aus Heilerde, die man meist mit Wasser anrührt und anschließend auf das Gesicht aufträgt.

▼ Nach 20 bis 30 Minuten kann man die Heilerdemaske mit lauwarmem Wasser abwaschen oder mit einem Frottiertuch abrubbeln.

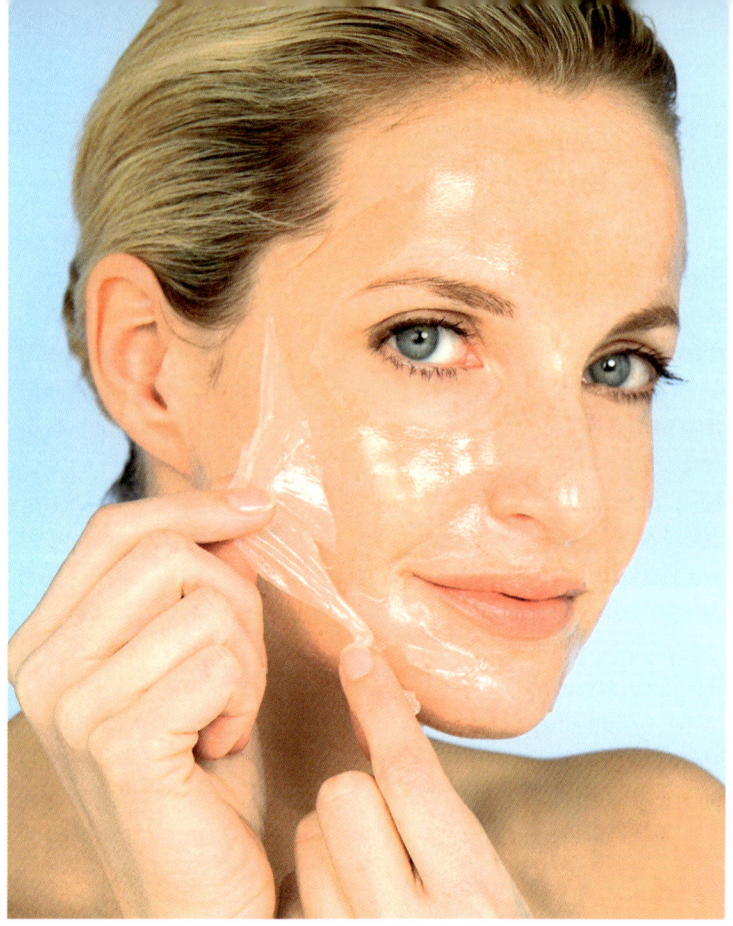

Die dünne Filmmaske lässt sich nach dem Trocknen leicht abziehen und nimmt Unreinheiten der Haut mit.

▼ *Masken schenken der Haut eine Extraportion Reinigung und Pflege.*

▼ Filmmasken werden am besten mit einem Pinsel auf die Haut aufgetragen. Nach dem Verdunsten des darin enthaltenen Lösungsmittels trocknen sie zu einem Film, der sich als Ganzes abziehen lässt. Dies entfernt Hautschüppchen und reinigt mild die Haut. Durch das Antrocknen entsteht ein Kühl- und Straffungseffekt, weshalb einige Her-steller diese Produkte auch unter der Bezeichnung „straffende Masken" vermarkten.

Rubbelmasken enthalten kleine runde Körner, die in eine Creme- oder Gel-Grundlage eingebettet sind. Nach der Einwirkzeit mit kreisenden Bewegungen in die Haut einmassieren und danach abwaschen. Der Schmirgeleffekt öffnet verstopfte Poren und entfernt Hautschüppchen. Rubbelmasken gelten als typische Reinigungsmasken bei unreiner Haut, eignen sich jedoch nicht bei trockener oder empfindlicher Haut.

Dekorative Kosmetik

Ein gekonntes Make-up verleiht dem Gesicht ein frischeres Aussehen, unterstreicht die Persönlichkeit und verdeckt gegebenenfalls kleine Sünden und auch Hautunreinheiten. Je nach Deckkraft helfen getönte Tagescremes und Make-up-Präparate. Es gibt sie flüssig, als Creme oder im Falle des Kompaktpuders auch in fester Form. Stark deckende Make-up-Präparate bieten, eine hohe Qualität vorausgesetzt, einen Schutz gegen Umwelt- und Witterungseinflüsse sowie UV- Strahlung. Sie müssen jedoch abends immer gründlich entfernt werden.

Getönte Tagescremes enthalten nur wenig Puderbestandteile und Pigmente. Deshalb besitzen sie nur eine verhältnismäßig geringe Deckkraft. Man trägt sie direkt, ohne Cremeunterlage, auf das Gesicht auf. Da sie meist auch pflegende Bestandteile aufweisen, können sie meist eine Tagescreme ersetzen.

Flüssiges, cremiges oder festes Make-up trägt man hingegen über eine Tagescreme als Grundlage auf. Es besteht überwiegend aus Ölen, Fetten, Wachsen und Pigmenten. Je nach Puderanteil deckt es mehr oder weniger stark. Durch den Zusatz verschiedener Silikonöle ergibt sich ein lang haftendes Make-up. Je deckender, umso stärker schützt es auch gegen UV-Strahlung.

▼ Am stärksten deckt eine Camouflage ab. Mit ihr kann man zum Beispiel Besenreiser, Hautrötungen, Verbrennungsnarben oder Pigmentstörungen kaschieren. Es lassen sich sowohl dunkle Stellen überdecken als auch blasse Stellen an den übrigen Hautton anpassen. Bei Camouflagepräparaten handelt es sich um wasserfreie Zubereitungen auf der Basis von Wachsen und Paraffinen. Ein Fixierpuder macht sie wasser- und abriebfest. Um ein perfektes Ergebnis zu erzielen, sollte eine darauf spezialisierte Kosmetikerin die Technik genau erklären.

▼ *Mehr Frische für ein blasses Gesicht, mehr Ebenmäßigkeit bei Rötungen: ein gutes Make-up gleicht manches aus.*

Reinigung und Pflege des Körpers

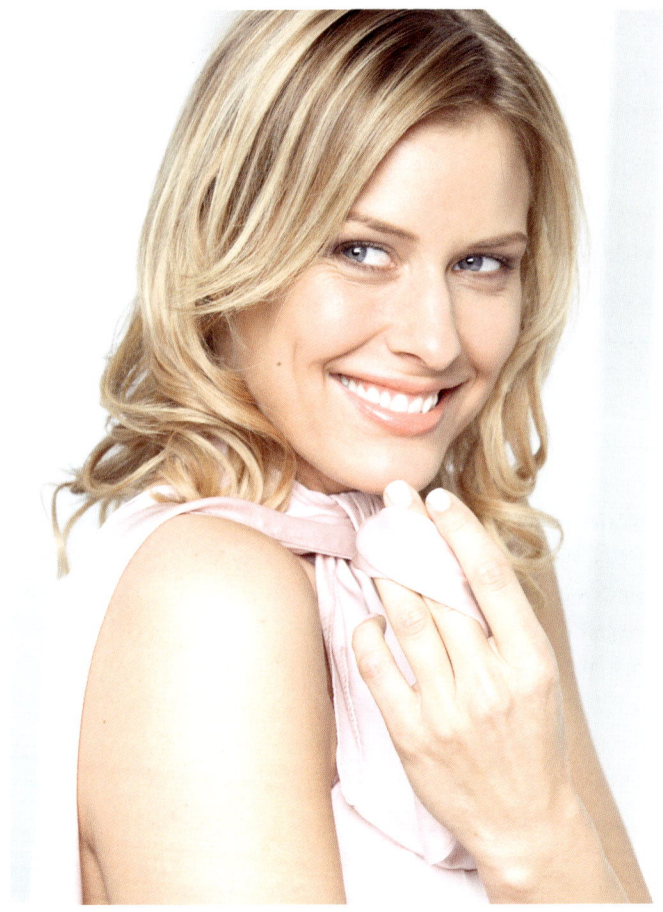

Attraktives Aussehen: auch eine Frage der richtigen Pflege.

Wie bereits angesprochen wird die Haut mit den Lebensjahren von Natur aus immer trockener. Trotzdem muss sie täglich gereinigt werden, allerdings mit besonderer Vorsicht. Beim Duschen daher den Kontakt mit Wasser auf das nötige Maß beschränken. Duschgels oder andere Reinigungsprodukte kann man für die Stellen verwenden, die besonders zu Körpergeruch

▶ Duschen eignet sich besser als Baden.

▶ Die Wassertemperatur so niedrig wie möglich halten. Sie sollte gerade als angenehm empfunden werden.

▶ Kein unnötig langes Verweilen im Wasser. Einige Minuten Duschen reicht völlig aus.

▶ Nur milde Reinigungsprodukte verwenden

▶ Bei trockener Haut rückfettende Öl- oder Duschbäder, am besten ohne Emulgatorzusatz, bevorzugen

▶ Die Haut nicht trocken rubbeln, sondern nur mit dem Handtuch abtupfen

neigen. Hierzu zählen die Achselhöhlen, die Füße und die Genitalregion. Ansonsten genügt es meist, sich mit klarem lauwarmen Wasser zu waschen.

Geeignete Präparate zur Körperreinigung

So paradox es klingt: Wasser entzicht der Haut Feuchtigkeit. Ist das Wasser zudem warm und werden noch Reinigungssubstanzen verwendet, kann das den Säureschutzmantel der Haut irritieren. Um den Körper zu reinigen am besten nur milde Produkte wählen. Dabei scheint der Ausdruck „mild" etwas überstrapaziert, findet er sich doch in der

Werbung für alles Mögliche. Was kann man sich also unter einer milden Reinigung vorstellen?

▼ Den Zusatz „mild" tragen Produkte, die hautfreundliche Reinigungsstoffe enthalten. Bei ihnen handelt es sich um waschaktive Substanzen, auch Tenside genannt, von unterschiedlicher Säuberungskraft. Als besonders aggressives Tensid gilt das Natriumlaurylsulfat, als besonders mild dagegen zum Beispiel Eiweiß-Fettsäureverbindungen. Um ein optimales Produkt zu erhalten, mischen die Hersteller verschiedene Tenside miteinander. So erreichen sie die höchstmögliche Reinigungskraft bei niedriger

▼ *Es gibt zahlreiche Reinigungssubstanzen. Häufig werden sie gemischt, um eine gute Reinigungswirkung mit hautfreundlichen Eigenschaften zu kombinieren.*

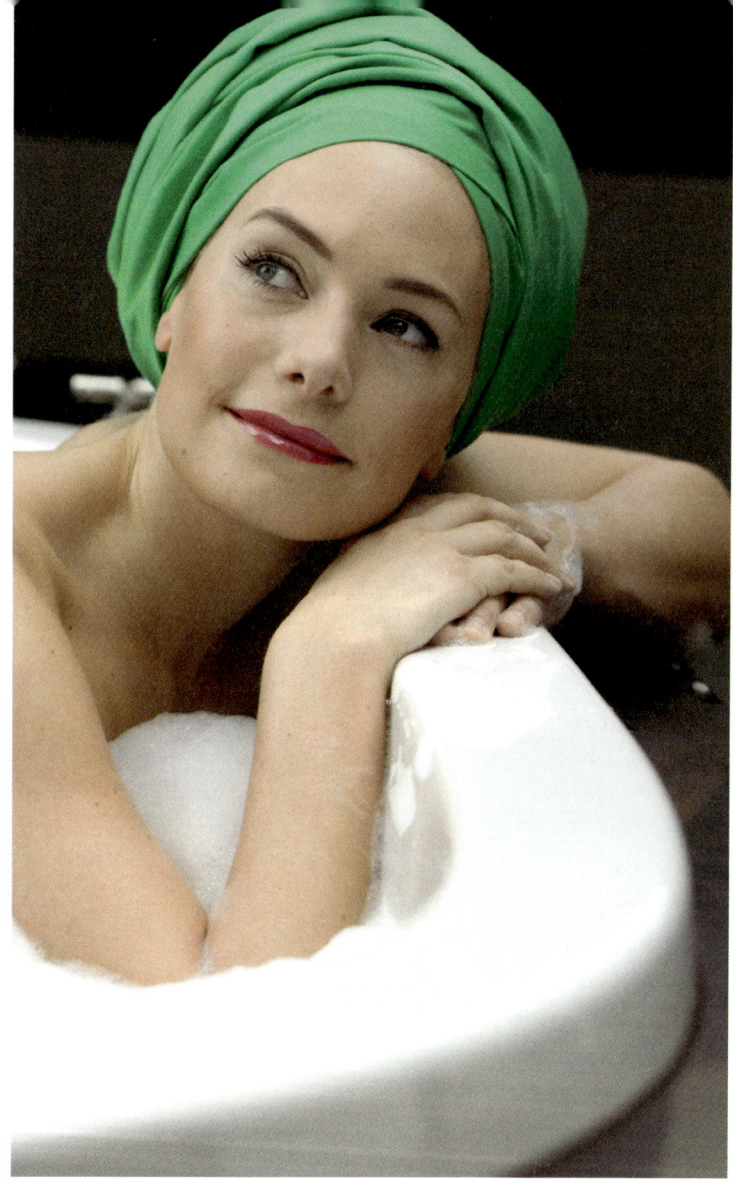

Entspannung pur. Doch was der Seele gut tut, kann für die Haut zu viel sein, vor allem, wenn sie zu Trockenheit neigt. Rückfettende Substanzen oder Badeöle können jedoch den hauteigenen Schutzfilm unterstützen.

Tensidkonzentration und guter Hautverträglichkeit. Eben ein „mildes" Produkt.

Syndets (**syn**thetische **Det**ergenzien) sind seifenfreie Reinigungsprodukte mit unterschiedlichem

Tensidgehalt. Sie kommen als feste Waschstücke oder in flüssiger Form in den Handel. Im Gegensatz zu klassischen Seifen lassen sie sich auf den Säureschutzmantel der Haut einstellen. Seifen quellen hingegen die Hornschicht stark auf. Danach dauert es ziemlich lange, bis der natürliche pH-Wert wieder erreicht ist. In dieser Zeit ist die Hautfläche ungeschützt. So kann die Haut Feuchtigkeit verlieren, und Schadstoffe können besser eindringen. Seifen eignen sich daher nicht dazu, trockene oder empfindliche Haut zu reinigen.

▼ Duschpräparate enthalten ebenfalls Tenside sowie verschiedene Stoffe zur besseren Verträglichkeit und Pflege. Produkte mit rückfettenden Zusätzen nutzen bereits beim Duschen, allerdings nur, solange der aufgezogene Fettfilm auf der Haut verbleibt. Für stark verschmutzte Hautstellen bieten sie sich nicht an, da der Zusatz eines fetthaltigen Pflegestoffes die Reinigungskraft herabsetzt. Bei sehr trockener Haut sind reine Duschöle vorteilhaft. Sie bilden einen zarten Film auf der Haut. Um ihn beim Abtrocknen nicht gleich wieder zu entfernen, die Haut nicht kräftig

frottieren, sondern nur leicht abtupfen. Wendet man die Duschöle morgens an, können sich allerdings Fettflecken auf der Kleidung bilden. Nicht übersehen darf man die Rutschgefahr, die von öligen Wannen und Badezimmerfliesen ausgeht. Daher rutschfeste Unterlagen, etwa eine Gummimatte, verwenden und Dusch- und Badewanne anschließend sorgfältig reinigen.

TIPP DUSCHEN ◀◀◀

Auch der Körper muss unter Normalbedingungen wie das Gesicht nur einmal täglich gründlich gereinigt werden. Dabei nur die etwas geruchsanfälligeren Körperregionen wie Füße, Achselhöhlen und den Genitalbereich gründlich säubern. Die Wassertemperatur ist idealerweise lauwarm und die Duschdauer möglichst kurz.

 Ob beim Duschen oder Baden – in beiden Fällen ist weniger mehr. Die Haut wird es danken.

Ein Wannenbad zählt zu den schönsten Momenten im Laufe eines Tages. Die filmreife Variante mit Bergen von luftig-duftigem Schaum und einem Glas Rotwein wirkt zwar bereits beim bloßen Gedanken daran entspannend –

der Haut tut sie leider überhaupt nicht gut. Sie bevorzugt statt der Schaumberge rückfettende Substanzen oder Ölbäder, zum Beispiel aus Mandel-, Soja- oder Erdnussöl sowie Paraffin. Am besten ohne den Zusatz von Emulgatoren. Und auch hier gilt: Wanne anschließend sorgfältig reinigen, um „Ölspuren" zu entfernen

Hautpflege nach dem Duschen und Baden

Die ideale Pflege nach dem Duschen oder Baden stellt den beschädigten Säureschutzmantel wieder her. Eincremen der leicht feuchten Haut gleicht entstandene Defizite aus und versieht die Haut mit dem nötigen Schutzfilm.

Trockene Haut benötigt eine fettreiche Lotion. Entweder vom Typ Wasser in Öl oder eine andere fettreiche Formulierung. Für normale Haut, nach starker Überhitzung, etwa in der Sauna oder im Sommer, reicht eine fettärmere Lotion vom Typ Öl in Wasser aus. Zuweilen benötigen verschiedene Körperteile unterschiedliche Produkte.

Körperöle halten Stellen mit wenig Talgdrüsen geschmeidig, wie die Schienbeine, Knie und Ellenbogen. Bei Unverträglichkeit oder Überempfindlichkeit Produkte ohne Emulgatoren, Duftstoffe und Konservierungsmittel bevorzugen.

Nach dem Duschen oder Baden freut sich die Haut über eine Extraportion Feuchtigkeit.

Eine Emulsion besteht immer aus Wasser und Öl. Da sich die beiden Stoffe nicht von selbst miteinander mischen, müssen Hilfsmittel, sogenannte Emulgatoren zugesetzt werden. Sie besitzen je eine „wasserliebende" und eine „fettliebende" Seite. Der Emulgator verbindet Wasser- und Fettphase miteinander, indem je eine der beiden Seiten in die jeweils bevorzugte Phase ragt. Dabei verteilt sich die innere Phase als kleine Tröpfchen in der äußeren. Eine intakte Emulsion wirkt daher weiß wie Milch – eine natürliche Emulsion, die bekanntermaßen schon Kleopatra zu schätzen wusste – allerdings mal mehr, mal weniger flüssig. Meistens benötigt man mehr als einen Emulgator, um eine angenehm weiche Creme mit dem gewünschten Öl- bzw. Wassergehalt herzustellen.

Bei Emulsionen vom Typ Wasser in Öl hält der Emulgator das Wasser im Inneren der Ölphase. Kleine Wassertröpfchen werden von Öl umschlossen. Solche Produkte wirken fettend und glätten die Hautoberfläche. Als geeignete Grundlagenfette dienen zum Beispiel ungesättigte Fettsäuren wie Linol- und Linolensäure, Omega-Fettsäuren oder Ceramide.

Umgekehrt verhält es sich mit Emulsionen vom Typ Öl in Wasser. Hier bildet Wasser die äußere Phase. Kleine Öltröpfchen werden von Wasser eingeschlossen. Diese Präparate ziehen gut ein und hinterlassen keinen Film auf der Haut. Sie erfreuen sich deshalb als Tages- oder Feuchtigkeitscremes großer Beliebtheit. Präparate mit hohem Wasseranteil eignen sich jedoch nicht bei trockener Haut.

Neben den genannten Emulsionssystemen Wasser-in-Öl und Öl-in-Wasser gibt es moderne Zubereitungen, die Namen wie Lipiddoppelmembransysteme, Liposomen, Niosomen oder Nanoemulsionen tragen. Bei letzteren handelt es sich um winzige Kügelchen, die mit verschiedenen Wirkstoffen oder auch mit Wasser beladen werden. Sie dringen je nach Größe gut in die Hornschicht ein und deponieren dort ihre Ladung.

Für empfindliche Haut stehen seit einiger Zeit auch emulgatorfreie Produkte zur Verfügung. Fett -und wasserhaltige Phasen werden hier durch spezielle Herstellungstechnologien zusammengebracht. Dadurch wird die möglicherweise schädigende Wirkung verschiedener Emulgatoren auf die intakte Hautbarriere vermieden.

Pflege und Schutz für die Hände

Im Gesicht können eine gezielte Pflege und Make-up noch einiges kaschieren. Doch an den Händen offenbart sich das wahre Alter manchmal unbarmherzig. Im Gegensatz zum Gesicht kann hier auch ein Schönheitschirurg wenig ausrichten. Umso wichtiger ist es, vorbeugend etwas für die Pflege der Hände zu tun.

▼ *Ein Blick auf die Hände verrät häufig mehr über das Alter, als einem lieb ist. Den ganzen Tag fleißig, haben sie unsere besondere Aufmerksamkeit und eine Extraportion Pflege sicher verdient.*

▼ Die Hände der Königin von England müssen sehr schön sein. Denn sie macht in Sachen Pflege einfach alles richtig. Selten setzt sie sich der Sonne aus, trägt eigentlich immer Handschuhe und spült ganz sicher nicht eigenhändig ihr königliches Geschirr. Wem aber nicht ein ganzer Hofstaat die wenig königliche Hausarbeit abnimmt, der darf seine fleißigen Hände ruhig mit einem kleinen Verwöhnprogramm belohnen. Sie haben es sich verdient. Doch erst einmal heißt es, die Hände zu schützen.

Die beiden ärgsten Feinde der Hände: Sonne und Wasser. Einen Schutz gegen die UV-Strahlen, die die Haut altern lassen, auch dann aufzutragen, wenn man nur kurz ins Freie geht, lässt sich bei einiger Disziplin noch bewerkstelligen. Schwieriger gestaltet sich der Umgang mit Wasser.

Bei länger andauernden Putzarbeiten gibt es aber keinen wirksameren Schutz als Handschuhe. Keine Angst man kann sich daran gewöhnen, sie müssen nur gut passen. Weil man in ihnen leicht schwitzt, kann die Haut aufquellen. Wer darunter Baumwollhandschuhe anzieht und sie sofort wechselt, wenn sie feucht geworden sind, schützt seine Hände optimal.

TIPP RINGE ◀◀◀

Ringe weder bei der Hausarbeit noch unter Gummihandschuhen tragen. Wasser, Schmutz und Seifenreste sammeln sich darunter an und lassen die Haut aufquellen. Dies begünstigt Ekzeme.

Wer sich mit Handschuhen partout nicht anfreunden will, der findet in Hautschutzpasten eine Alternative. Sie sollen wie eine Art unsichtbarer Handschuh vor dem Kontakt mit Wasser oder scharfen Reinigungssubstanzen schützen. Unbedingt anwenden sollte sie, wer unter einer Unverträglichkeit gegen bestimmte Schadstoffe leidet. Es gibt spezielle Pasten oder Salben für die unterschiedlichsten Reizstoffe.

Als Gift für die Hände gelten auch zu häufiges Waschen und falsche Reinigungsmittel. Deshalb Wasser und Seife nur benutzen, wenn es wirklich notwendig ist. Besser als Seife eignen sich saure

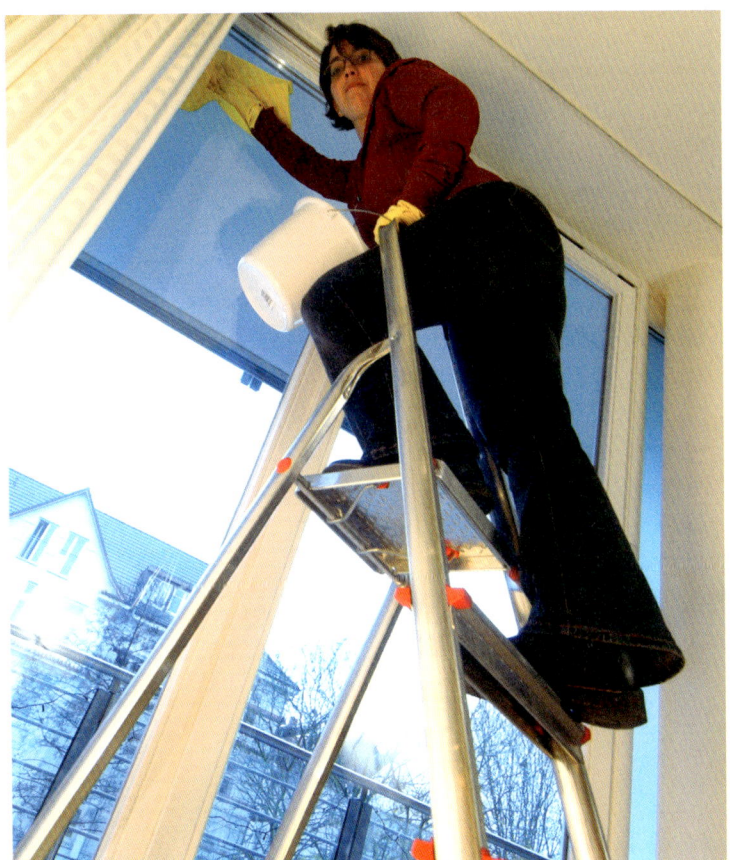

Gummihandschuhe schützen die Hände vor dem dauernden Kontakt mit Wasser und Haushaltsreinigern. Doch nicht jeder trägt sie gern.

flüssige oder feste Syndets, bei trockener oder bereits geschädigter Haut auch Handwaschöle. Sie besitzen zwar eine geringere Reinigungskraft, pflegen die Haut aber bereits beim Waschen.

▼ Wer bei der Arbeit Gummi-handschuhe trägt, schützt die Hände vor starken Ver-schmutzungen. Und benötigt nach der Arbeit keine starken Handwaschmit-tel, um sie wieder sauber zu bekommen.

▼ Nur bei sehr starker Verschmutzung auf eine Handwaschpaste zurückgreifen. Haushaltsübliche Scheuerpulver sind für die Hände aber absolut tabu. Außer in begründeten Fällen ist zudem eine Desinfektion der Hände nicht nötig, ja sogar schädlich, weil sie die natürliche Hautflora zerstört.

Nach dem Kontakt mit Wasser steht gründliches Abtrocknen an erster Stelle. Danach heißt es gut eincremen. Es gibt mittlerweile Handcremes, die gut in die Haut einziehen und kein klebriges Gefühl hinterlassen. Ihr Apotheker empfiehlt gerne ein geeignetes Produkt.

Stark strapazierte Hände freuen sich auch über eine Handmaske. Hierzu eine handelsübliche Maske für die Hände oder eine fettreiche Handcreme messerrückendick auftragen und idealerweise über Nacht unter Baumwollhandschuhen einwirken lassen. Den Überschuss mit einem Zellstofftuch entfernen und die Reste sanft einmassieren.

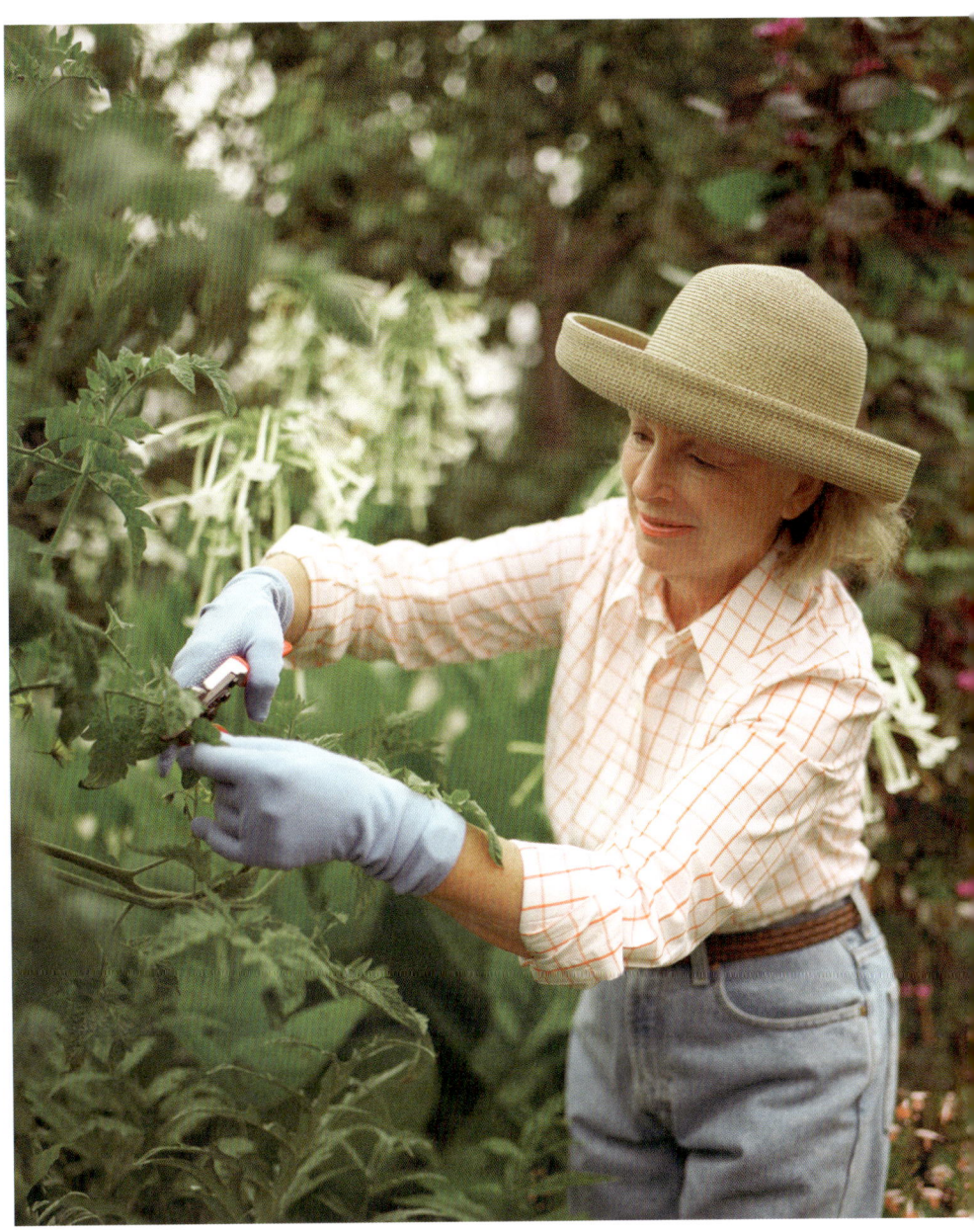

Stachelige Sträucher, dornige Hecken – Handschuhe bewahren die Hobbygärtnerin vor mancher Schramme.

Frische Füße

▼ Den ganzen Tag auf den Beinen – da spürt man abends seine Füße. Ein Fußbad, eine erfrischende Fußcreme und eine Massage machen nicht nur die müden Füße wieder munter.

▼ Gemessen an der Arbeit, die unsere Füße tagtäglich verrichten, werden sie oft recht stiefmütterlich behandelt. Neben der täglichen Reinigung freuen sie sich über ein wöchentliches Pflegeprogramm. Und das nicht nur im Sommer, wenn man seine Füße auch zeigt.

Die Fußpflege beginnt mit einem entspannenden Fußbad. Duftende, erfrischende Zusätze beseitigen Gerüche und machen die Füße wieder fit. Wer zu Fußschweiß neigt, gibt Zusätze mit Eichenrinde oder Tannin hinzu. Nach dem Bad die Füße gut abtrocknen – Zehenzwischenräume nicht vergessen.

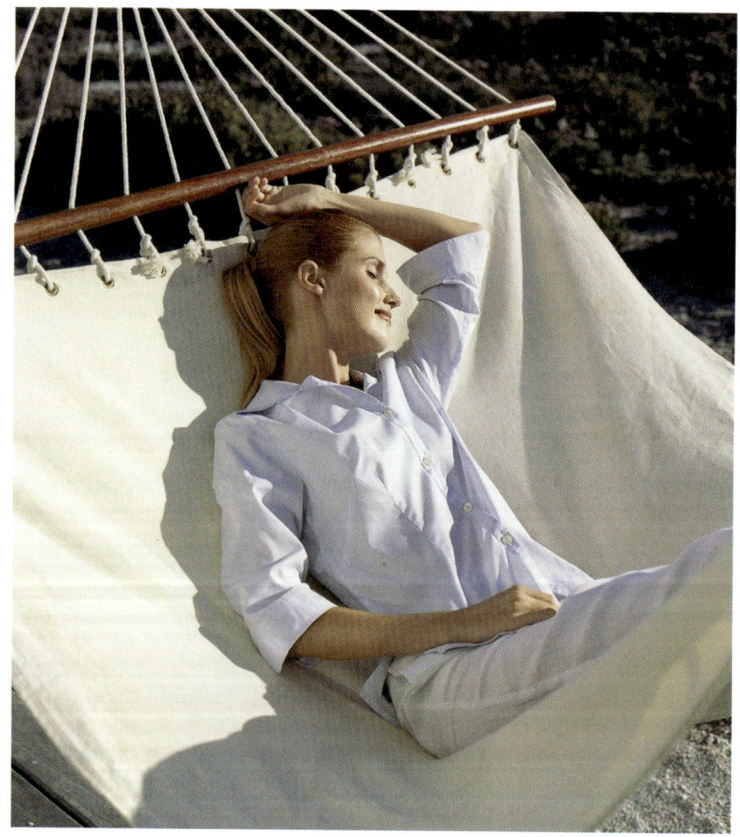

Nach einem langen Tag die Beine hochlegen verwöhnt auch müde Füße.

Zehengriff:
Versuchen Sie, einen Bleistift oder ein Taschentuch mit den Zehen zu greifen und anzuheben.

Zehenspitzengang:
Auf die Zehenspitzen stellen, kurz stehen bleiben, langsam wieder zurücksinken, auf den Zehenspitzen hin und her laufen. Nun stellen Sie sich auf die Fersen und gehen dann einige Schritte.

Murmelmassage:
Diese Übung kann man im Sitzen oder Stehen durchführen. Legen Sie ein paar Murmeln auf den Boden. Stellen Sie nun einen Fuß auf die Murmeln und rollen Sie ihren Fuß hin und her. Je stärker Sie Ihren Fuß auf die Murmeln pressen, desto intensiver wird die Massage.

Sie können aber auch mit den Zehen versuchen, die Murmeln aufzuheben, und an einem anderen Platz wieder abzulegen.

Dann die Nägel mit einer Nagelzange möglichst gerade kürzen und nachfeilen. Nach einem Fußbad lässt sich die Nagelhaut übrigens besonders gut zurückschieben (siehe auch Seite 32).

▼ Auch starke Hornhaut oder verhornte Druckstellen lassen sich nach einem Fußbad mit einer Hornhautfeile oder einem Bimsstein gut entfernen. Letzteren aus Hygienegründen bitte nur einmal verwenden. Hühneraugen lassen sich mit speziellen Pflastern oder Tinkturen behandeln. Bei Verwendung einer Tinktur die umgebende gesunde Haut mit einer Fettcreme schützen. Zum Abschluss die Füße mit einer Fußcreme verwöhnen. Sie hält die Haut schön geschmeidig, und deodorierende oder schweißhemmende Bestandteile sorgen für einen angenehmen Geruch und verhindern schwitzende Füße – auch über einen längeren Zeitraum.

▼ Hornhaut lässt sich nach einem Fußbad besonders leicht entfernen.

Nagelpflege

Auf die Frage, wohin man einem unbekannten Gegenüber als erstes schaut, gibt es die verschiedensten Antworten. Wer einen Blick auf die Finger und dort speziell auf die Nägel wirft, der kann über den Anderen schon eine Menge erfahren.

Die Pflege der Fingernägel beginnt mit einer gründlichen Reinigung und einem anschließenden Feilen der Nägel. Sie sollten dazu völlig trocken sein, um Risse zu vermeiden. Besonders gut eignen sich Sandblattnagelfeilen, die eine grobe und eine feine Seite besitzen. Seit einiger Zeit werden Nagelfeilen aus Glas immer beliebter. Sie eignen sich nicht zuletzt für problematische, spröde Nägel, die dazu neigen einzureißen. Stets vom Rand aus, bis zur Mitte arbeiten und die Richtung beim Feilen nicht wechseln.

Auch wer statt der Feile lieber mit der Nagelzange arbeitet: Die Nägel nicht zu stark kürzen, um ein Einwachsen in die Haut zu verhindern. Fingernägel können etwas gerundet und Zehennägel sollten immer gerade geschnitten werden.

▼ Gepflegte, schön geformte Fingernägel – dafür kann man einiges tun. Nagelcremes sorgen für Geschmeidigkeit, Nagelhärter für Festigkeit.

Das gleiche gilt auch für die Nagelhaut. Diese nicht zurückschneiden, sondern vorsichtig mit einem speziellen Stäbchen zurückschieben. Das gelingt besser, wenn man die Finger oder Zehen einige Minuten in einem warmen Bad einweicht. Danach lässt sie sich leichter zurückschieben und überflüssige Hautstückchen lösen sich ab. Um die Hände zu glätten und die Fingernägel zu festigen, können Nagelcremes oder Nagelöle in Hände und Nägel einmassiert werden.

▼ Nagellack peppt unscheinbare Zehen auf und gibt Fingernägeln das gewisse Etwas. Damit er möglichst viele Tage hält und nicht abblättert, muss er langsam trocknen. Die Lacke, die sehr schnell trocknen, sind leider auch sehr schnell wieder ab. Mit dem Fön trocknet der Lack auch nicht schneller. Die warme Luft verflüssigt den Lack eher wieder. Viele sagen auch, unter kaltem Wasser würde er schneller trocknen. Manche pusten, aber gerade das macht den Lack stumpf. Einfach abwarten liefert das beste Ergebnis. Und auf die

Zusammensetzung achten: In vielen Nagellacken und Nagellackentfernern befindet sich Aceton. Es entfettet die Nageloberfläche und trocknet sie aus. Deswegen acetonfreie Produkte bevorzugen.

Übrigens: Wer seinen Fingernägeln durch eine regelmäßige Pflege Aufmerksamkeit schenkt, wird eventuelle Veränderungen der Nägel frühzeitig erkennen und darauf reagieren können. Veränderungen oder auch Erkrankungen des Nagels können durchaus organische Ursachen haben. So kann zum Beispiel der Mineral-, Vitamin- oder Hormonhaushalt gestört sein.

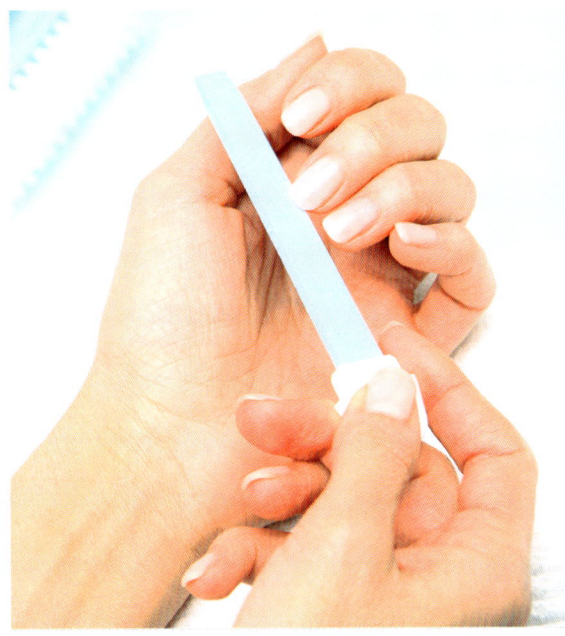

Auch Feilen will gelernt sein: am besten vom Rand zur Mitte hin, und nicht die Richtung wechseln.

▼ Eine regelmäßige Nagelpflege dient also nicht nur der Schönheit, der Ästhetik und der gepflegten Ausstrahlung eines Menschen. Sie kann auch dazu beitragen, Krankheiten oder Mangelerscheinungen des Körpers frühzeitig zu erkennen und zu behandeln.

▼ Nagelpflege dient nicht nur der Schönheit. Wer seinen Finger- und Zehennägel regelmäßige Aufmerksamkeit schenkt, kann auf Veränderungen der Nägel frühzeitig reagieren.

TIPPS ZUM SCHUTZ DER NÄGEL ◄◄◄

▸ Nägel vorsichtig feilen

▸ Auf eine ausgewogene Ernährung achten

▸ Putzmittel nicht ohne Handschuhe benutzen

▸ Hände nicht zu häufig waschen

▸ Nur acetonfreie Nagellackentferner verwenden

Besonderer Schutz im Sommer und Winter

Kälte und Sonne setzen der Haut zu. Eine normale Pflege reicht hier oft nicht mehr aus. Die Haut benötigt zusätzlichen Schutz.

Schutz vor der Sonne

Ein Sprichwort charakterisiert treffend die Wirkung zu häufiger Sonnenbäder auf die Haut: „Die bronzene Schönheit von heute ist die vertrocknete Pflaume von morgen." Ausgedehntes und häufige Sonnen, dazwischen der Besuch von Solarien – früher oder später bekommt man die Rechnung präsentiert. Denn die Haut vergisst nichts. Sie quittiert die Sünden durch ein beschleunigtes Altern, im schlimmsten Fall mit Hautkrebs.

▼ *Ein Regenbogen zeigt, was dem Auge meist verborgen bleibt: die verschiedenen Wellenlängen des sichtbaren Lichtes.*

▼ Das Spektrum des Sonnenlichts besteht aus der Wärmestrahlung, dem sichtbaren Licht und der ultravioletten Strahlung. Das Spektrum der UV-Strahlung unterteilt sich in die drei Gruppen UV-A, UV-B und UV-C. Die UV-C-Strahlung filtert zum großen Teil die Atmosphäre, bevor sie bei uns ankommt. Sie spielt auf der Erde zur Zeit keine Rolle. Das ist gut so, denn sie würde zu schweren Hautschäden führen.

UV-B-Strahlung dringt in die oberste Hautschicht ein. Sie verursacht Sonnenbrand, führt aber auch zu einer anhaltenden Bräune. Hohe Dosen oder häufige Bestrahlung verursachen Hautschäden und begünstigen die

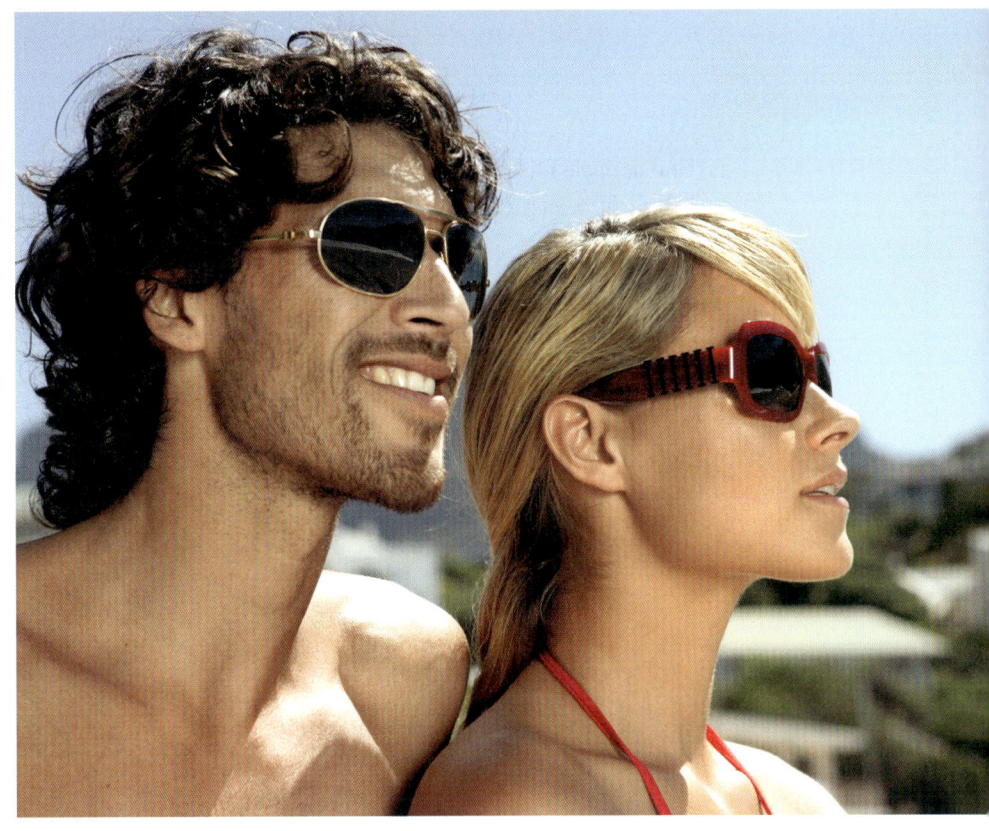

Nicht nur modisch und chic: Sonnenbrillen schützen die Augen vor intensiver UV-Strahlung.

Entstehung von Hautkrebs. Grund: Sie greift die Erbanlagen der Zellen an. Dem Körper gelingt es, geringe Schäden noch selbst zu reparieren. Bei Überlastung schafft er dies jedoch nicht mehr, und die erste Krebszelle entsteht. Wie gesunde Zellen auch vermehrt sie sich durch fortwährende Teilungen und bildet so nach und nach einen Tumor.

▼ UV-A-Strahlung bildet den größten Teil des Sonnenspektrums. Sie dringt tiefer in die Haut ein und sorgt dort dafür, dass sich freie Radikale bilden (siehe auch Seite 67). Das Bindegewebe verliert an Elastizität, und die Haut altert vorzeitig. Es bilden sich mehr und tiefere Falten, und auch das Risiko von Hautkrebs steigt an.

▼ Es tut gut die Sonne zu genießen. Aber ein Zuviel schadet Haut und Augen.

TIPP AUGENSCHUTZ ◀◀◀

Schützen Sie Ihre Augen mit einer Sonnenbrille! Durch UV-Strahlen können sich die Binde- und die Hornhaut entzünden. Auch die Gefahr, in späteren Jahren an einer Makuladegeneration oder einem Grauen Star zu erkranken, erhöht sich durch starke Sonneneinstrahlung.

▼ *Sonnenschutz bedeutet nicht nur, Sonnenbrand zu vermeiden, sondern auch einer vorzeitigen Hautalterung vorzubeugen.*

Noch wenig untersucht ist, wie die Wärmestrahlung, fachsprachlich Infrarot genannt, auf die Haut wirkt. Es spricht vieles dafür, dass sich durch sie die Schäden verstärken, die die UV-Strahlung hervorgerufen hat. Hier ist weitere Forschung gefragt.

▼ Ganz allmählich scheint es sich herumzusprechen, welch wichtige Rolle ein effektiver Sonnenschutz spielt. Denn auch wenn man nie im Leben einen Sonnenbrand hatte, der chronische Lichtschaden beginnt schon lange, bevor ein Sonnenbrand entsteht. Viele

WIE VIEL SONNE FÜR WELCHEN TYP

Hauttyp 1	sehr hell und blass, häufig Sommersprossen, Haare rötlich bis blond	Eigenschutzzeit ohne Sonnenschutz ▶ 10 MINUTEN
Hauttyp 2	hell, zu Sommersprossen neigend, Haare blond bis braun	Eigenschutzzeit ohne Sonnenschutz ▶ 15 MINUTEN
Hauttyp 3	leicht getönt, Haare dunkelblond oder braun	Eigenschutzzeit ohne Sonnenschutz ▶ 20 MINUTEN
Hauttyp 4	hellbraun bis braun, Haare dunkelbraun oder schwarz	Eigenschutzzeit ohne Sonnenschutz ▶ 30 MINUTEN

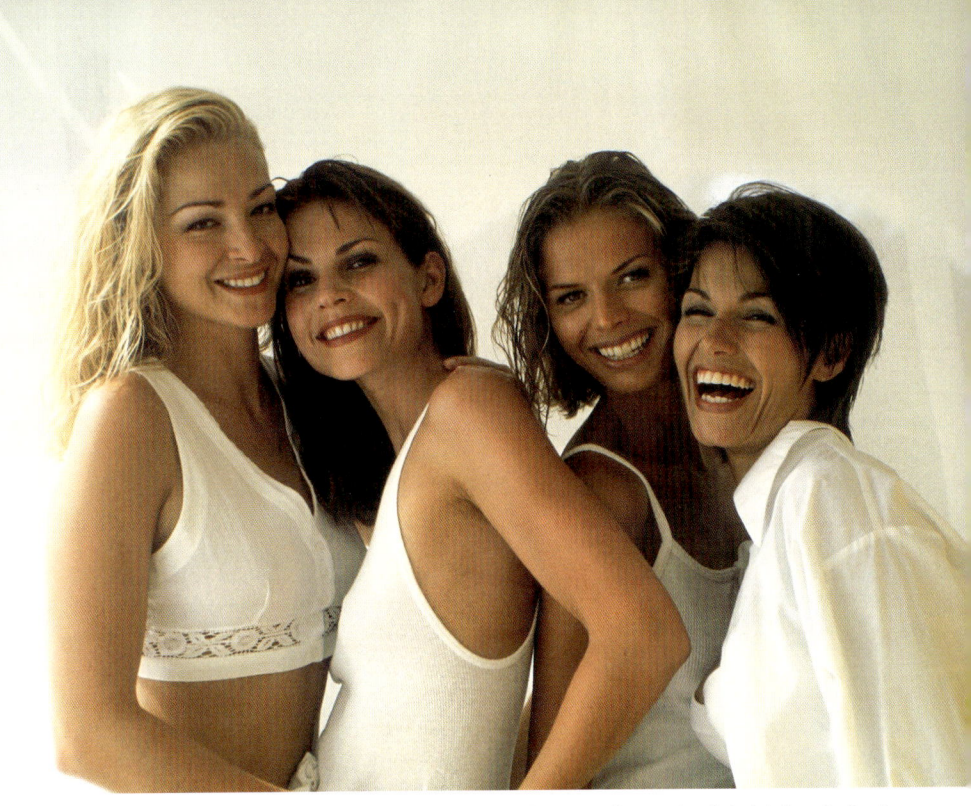

Wer seine Eigenschutzzeit kennt und bei der Auswahl des Sonnenschutzes berücksichtigt, darf mit der Sonne lachen.

Kosmetikfirmen haben gehandelt: Sonnenschutzmittel mit niedrigen Faktoren sind aus den Regalen verschwunden, ebenso solche, die nur vor UV-B-Strahlung schützen. Denn auch in unseren Breiten sind Präparate mit ausreichend hohen Sonnenschutzfaktoren sowohl im UV-B als auch UV-A Bereich nötig.

▼ Den UV-B-Schutz als messbare Größe gibt eine Zahl an. Eine mittlere Schutzwirkung besitzen die Faktoren 15, 20 und 25, einen hohen die Faktoren 30 und 50. Die Bezeichnung 50+ gibt den höchstmöglichen Schutz an. Die Auswahl des Präparates hängt von der individuellen Empfindlichkeit gegen Sonne, der Jahreszeit, dem Ort und der Vorbräunung ab. Ein genügend hoher UV-A-Schutz wird auf der Packung durch ein spezielles Logo gekennzeichnet.

▼ Beim Sonnenschutz gilt die Regel: Viel hilft auch viel.

VIELERLEI FILTER

Man unterscheidet chemische und physikalische Lichtschutzfilter. Während ein physikalischer Sonnenschutz als feiner Film auf der Hautoberfläche verbleibt und dort verhindert, dass die energiereichen Strahlen in das Innere der Haut gelangen können, entfalten chemische Filter ihre schützende Wirkung in der Haut. Damit sie dorthin gelangen können, muss man sie rechtzeitig – mindestens 30 Minuten, bevor man in die Sonne geht – auftragen. Meistens findet man in einem Produkt verschiedene Filter. So gewährleisten die Hersteller, dass ein breites Spektrum an UV-Strahlung abgewehrt wird.

Für das Gesicht eignen sich Cremes am besten, für den Körper Lotionen. Sonnenöle bieten in der Regel nur einen niedrigen Schutz. Beim Wassersport oder starkem Schwitzen zudem wasserfeste Produkte auftragen. Bedenken sollte man, dass auch noch einen Meter unter der Wasseroberfläche hohe Dosen an UV-Strahlung auf die Haut treffen. Wer beim Schnorcheln auf Nummer sicher gehen will: Es gibt spezielle Schwimmkleidung, zum Beispiel für Kinder, die auch im Wasser gut vor der Sonne schützt. Alternativ genügt ein T-Shirt.

▼ *Früher galt vornehme Blässe als schön. Denn gebräunte Haut galt als Zeichen schwerer Arbeit im Freien.*

▼ Bei Neigung zu Mallorca-Akne, Sonnenallergie, juckenden Hautbläschen am Dekolleté und den Oberarmen, fettfreie Gele mit einem ausreichend hohen Schutz speziell im UV-A-Bereich verwenden. Auch die Pflegeprodukte sollten zumindest in den ersten Tagen aus fettfreien Gelen bestehen. Bei bekannten Allergien auf die chemischen Filter der Lichtschutzpräparate empfiehlt es sich, Sonnenmittel mit ausschließlich mineralischen Filtern zu verwenden.

TIPP SONNENSCHUTZ ◀◀

Wer am Sonnenschutz spart, geizt an der falschen Stelle. Seine volle Wirkung kann der Filter nur entfalten, wenn er früh genug aufgetragen wird und vor allem in ausreichender Menge!

Eine Studie der Universität Tübingen hat gezeigt: Der UV-A-Schutz ist bei Markenprodukten aus der Apotheke besser als bei den billigeren Discountprodukten. Sparen Sie also nicht an der falschen Stelle, sondern lassen Sie sich in der Apotheke beraten.

Verschiedene Wirkstoffe, so versprechen es die Hersteller, sollen den UV-Schutz verstärken und die Bildung freier Radikale verhindern. Hierzu zählen Vitamin C und E, Glykosylrutin, Ferulasäure, Silymarin und Grünteeextrakte. Ein spezielles Algenenzym, die sogenannte Photolyase, soll sogar durch Sonne beschädigte Erbanlagen wieder reparieren können, vorausgesetzt, die Schäden sind nicht zu groß.

Heute gilt gebräunte Haut eher als Zeichen ausgiebigen Urlaubs an südlichen Stränden.

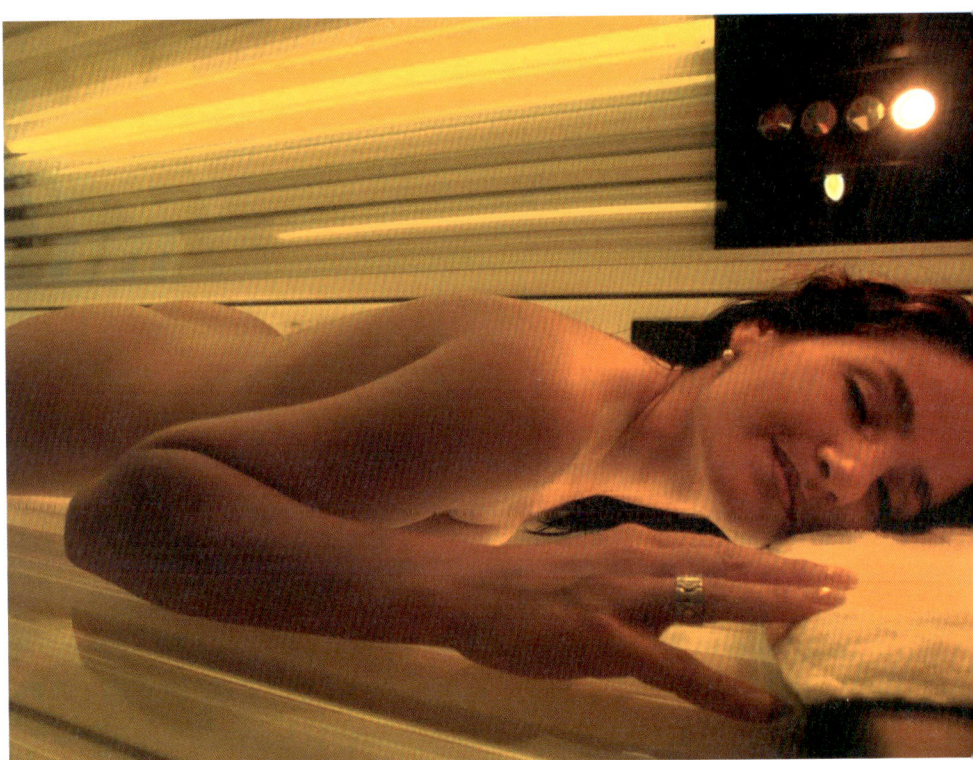

Vorsicht ist auch bei der künstlichen Sonne geboten. Denn die Haut unterscheidet nach Wellenlängen und nicht, ob die Strahlung aus einer natürlichen oder einer anderen Quelle stammt.

TIPP SO ENTFALTET DER SONNENSCHUTZ
SEINE VOLLE WIRKUNG

▸ die Haut vorher reinigen, Rückstände von dekorativer Kosmetik entfernen

▸ den Schutz – egal ob mineralischer oder chemischer Filter – mindestens eine halbe Stunde vor dem Sonnenbad auftragen

▸ nicht sparen und eine genügend dicke Schicht auftragen

▸ andere Kosmetikprodukte, dekorative Kosmetik, Insektenabwehrmittel gehören über den Sonnenschutz

▸ besonders Stirn, Nasenrücken, Kinn und Ohrläppchen schützen

▸ mehrmals täglich, immer aber nach dem Schwimmen den Sonnenschutz erneut auftragen

▸ nicht die volle Schutzzeit ausnutzen, sondern schon eher den Schatten aufsuchen

▸ auch im Schatten an den Sonnenschutz denken

▾ *Körperlotionen geben der Haut Feuchtigkeit zurück und vermitteln ein angenehm kühles Gefühl.*

▾ Nach dem Sonnenbad freut sich die Haut über milde Reinigungsprodukte, die von Resten des Sonnenschutzmittels befreien. Hat früher mancher nach reichlichem Sonnengenuss auch schon einmal Speisequark als Hausmittel zur Hautpflege aufgetragen, bieten sich heute feuchtigkeitsspendende Körperlotionen vom Typ Öl in Wasser an. Sie ziehen gut ein und vermitteln der Haut ein angenehm kühles Gefühl nach der reichlichen Sonnenwärme. Zusätzliche Haut beruhigende Wirkstoffe wie zum Beispiel Panthenol helfen ihr, sich zu regenerieren. Fettreiche Pflegemittel eignen sich hingegen nach einem ausgiebigen Sonnenbad weniger gut, da bei ihnen die Gefahr eines Wärmestaus besteht.

Braun ohne Sonne

▼ Was gibt es Schöneres, als im Frühjahr ein Kleidungsstück nach dem anderen im Schrank verschwinden zu lassen? Zuerst den Wintermantel, dann den dicken Pullover und die Jacke. Danach kommt der Moment, in dem man gerne „unbestrumpft" nach draußen möchte. Aber was tun, wenn die Beine richtig käsig aussehen, der Urlaub in den Süden aber noch lange nicht ansteht?

▼ Selbstbräuner ermöglichen eine schnelle Bräune ohne Sonne. Doch sie erhöhen nicht die Eigenschutzzeit der Haut.

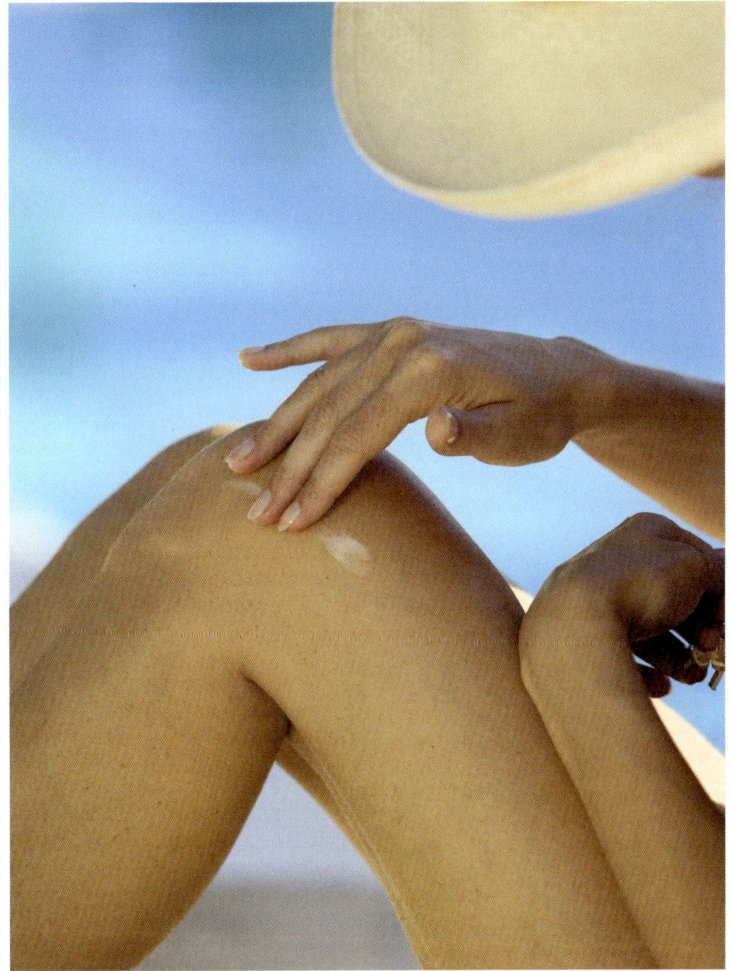

Auch gebräunte Haut benötigt Sonnenschutz.

Manch einer erwägt, in ein Sonnenstudio zu gehen, lässt es aber bleiben, weil er seine Haut nicht den Gefahren der starken UV-Strahlung aussetzen möchte. Bleiben Selbstbräuner als Alternative. Sie erzeugen, richtig angewendet, eine natürliche und schadlose Bräune. Die Begleiterscheinungen älterer Produkte, etwa der unangenehme Geruch oder eine trockene Haut, gehören durch den Einsatz von Duft- und Pflegestoffen weitgehend der Vergangenheit an.

▼ *Ein Peeling vor der Selbstbräunung entfernt Hautschüppchen und sorgt für einen gleichmäßigen Farbton.*

▼ Der Hauptwirkstoff fast aller Selbstbräuner heißt Dihydroxyaceton, kurz DHA genannt. Trägt man diesen Stoff auf die Haut auf, reagiert er mit den Zellen der Hornhaut. Je höher die Konzentration des DHA, in der Regel zwischen zwei und sechs Prozent, desto intensiver der entstehende Farbton. Allerdings läuft bei einem Teil der Anwender diese Reaktion nicht ab. Die Gründe kennen die Wissenschaftler bislang noch nicht.

TIPP SELBSTBRÄUNER ◀◀

Die Hauttönung durch Selbstbräuner bietet im Gegensatz zu natürlicher Bräune keinerlei Schutz vor Sonnenstrahlen. Deshalb ist beim Sonnenbaden nach wie vor ein umfassender Sonnenschutz nötig. Und noch eins: Selbstbräuner verderben relativ rasch, deshalb die Produkte vom letzten Jahr besser nicht mehr benutzen.

Das bräunende Ergebnis zeigt sich nach sechs bis acht Stunden. Wer nicht so lange warten möchte, wählt Produkte mit einem Zusatz natürlicher Farbstoffe wie Juglon, das aus Walnüssen stammt, oder Hennaextrakte. Sie färben die Haut ohne eine chemische Reaktion und intensivieren den Farbton. Als Alternative zum DHA bieten sich auch Produkte mit Erythrulose an. Es gibt auch Produkte, die beide Selbstbräuner enthalten.

Die Bräune aus der Tube hält normalerweise zwischen vier und sieben Tage. Der Körper stößt sie gemeinsam mit den Hautschuppen ab. Knapp einen Monat benötigt junge Haut, um sich zu erneuern. Bei einer reiferen Haut läuft die Hauterneuerung langsamer. Sie braucht dazu etwa sechs Wochen.

Abgestoßene Hautschüppchen mit Selbstbräuner machen sich leider auf heller Kleidung bemerkbar, vor allem auf weißen Blusen- oder Hemdkragen. Sie weisen dann einen deutlichen Schmutzrand auf. Dieser geht in der Waschmaschine aber gut heraus. Verblasst die Bräunung oder zeigt nicht die gewünschte Intensität, muss man die Creme, das Spray oder die Lotion erneut auftragen.

Schutz vor Kälte

Gemütlich auf dem Sofa kuscheln, in der Sauna entspannen, ein duftendes Schaumbad: So kann der Winter kommen. Doch beim häuslichen Wohlfühlprogramm die Haut nicht vergessen. Winter-Zeit ist Indoor-Zeit – und damit in vielerlei Hinsicht eine Strapaze für die Haut. Trocknet die Haut aus, schädigt das ihre natürliche Schutzfunktion und macht sie besonders anfällig. Sie benötigt jetzt eine sorg- und vielfältige Pflege.

Wer sich überwiegend in geheizten Räumen aufhält, profitiert von feuchtigkeitsbetonten Öl-in-Wasser-Emulsionen. Umgekehrt verhält es sich bei einem längeren Aufenthalt im Freien. Hier muss die Haut mit fettbetonten Pflegeprodukten geschützt werden. Es kann daher manchmal sinnvoll sein, im Winter tagsüber die fetthaltigere Nachtcreme zu benutzen und nachts die feuchtigkeitshaltige Tagescreme.

Als Faustregel gilt: Je kälter die Außentemperaturen, desto höher der Fettanteil des Pflegeprodukts. Wasser, etwa in Form von Schnee und Eis, kann bei Minusgraden

▼ Je tiefer die Temperaturen fallen, umso wichtiger wird ein zusätzlicher Kälteschutz für die Haut.

auf der Haut zu Erfrierungen führen. Beim Wintersport deshalb Kälteschutzbalsame auftragen und besonders die Ohrläppchen und die Nase nicht vergessen. Hält man sich danach in geheizten Räumen auf, müssen diese Balsame wieder entfernt werden, um einen Wärmestau zu vermeiden.

▼ Auch im Winter heißt es, auf ausreichenden Sonnenschutz zu achten. Durch die Kälte der Luft wird die Stärke der Sonnenstrahlung meist unterschätzt. Die starke Reflexion der Strahlen durch den Schnee macht sie noch gefährlicher. Sonnenbrände sind vorprogrammiert, und ein Sonnenbad im Liegestuhl im Gebirge sollte eigentlich tabu sein. Deshalb müssen die Cremes auch im Winter einen sehr hohen Lichtschutz besitzen und wegen der Kälte fettbetont sein. Besonders Nase und Lippen müssen geschützt werden. Und auch im Winter gilt: Sonnenschutz immer zuunterst auftragen! Erst darüber kommt die Pflegekosmetik oder der Kälteschutz.

Wer gesund und entspannt durch den Winter kommen will, besucht jetzt wieder häufiger als in der

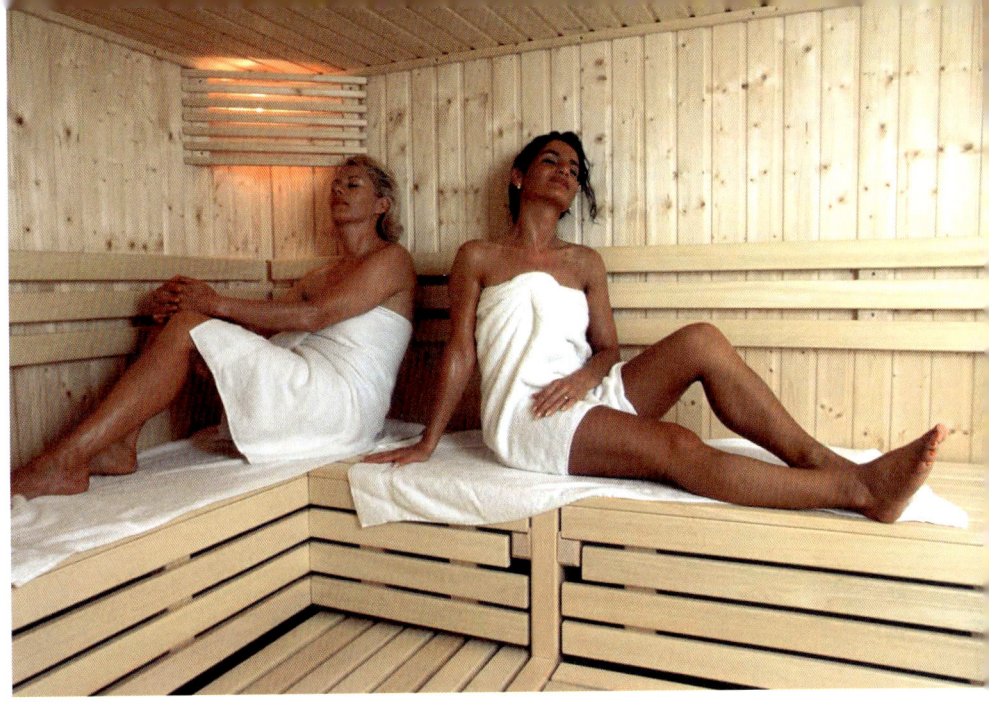

Gesund schwitzen in der Sauna bringt Stoffwechsel und Durchblutung in Gang und hilft den Abwehrkräften auf die Beine.

warmen Jahreszeit die Sauna. Das fördert Stoffwechsel und Durchblutung. Wer allerdings akut unter einer Schuppenflechte, einem Ekzem oder einer anderen entzündlichen Hauterkrankung leidet, sollte keine öffentliche Sauna aufsuchen.

▼ Auch warme Wannenbäder tun bei eisigen Außentemperaturen besonders gut. Doch Vorsicht: Um die Haut nicht zusätzlich auszutrocknen, sollte man – so paradox es zunächst klingt – nicht zu lange baden oder duschen. Schaumbäder können

eine trockene, empfindliche Haut zusätzlich reizen. Auch wer sich mit einem Erkältungsbad mit Zusätzen wie Fichtennadel oder Latschenkiefer etwas Gutes tun will, sollte beachten, dass es dabei zu Hautunverträglichkeiten kommen kann. Die in der kalten Jahreszeit beliebte Schurwolle in Kleidung oder Decken wirkt manchmal ebenfalls irritierend auf die Haut. Menschen, die ohnehin zu Ekzemen neigen oder gar an Neurodermitis leiden, sollten den Kontakt mit Schafswolle ganz meiden.

▼ *Empfindliche Haut benötigt in der kalten Jahreszeit eine ausgewogene Hautpflege.*

Hautverjüngung durch Peelings

Zu den sanften physikalischen Methoden zählen alle Peelingmaßnahmen, die bereits ab Seite 14 besprochen wurden. Sie wirken jedoch nur oberflächlich. Tiefer reichen sogenannte chemische Peelings, für die man zum Beispiel Fruchtsäuren verwendet.

Fruchtsäuren, kurz AHAs nach dem englischen Begriff alphahydroxy-acids genannt, besitzen in niedrigen Konzentrationen befeuchtende, in höheren schälende Eigenschaften. Zu ihren Vertretern zählen Milchsäure, Glykolsäure, Weinsäure und

Äpfelsäure, im weiteren Sinn auch die Lipohydroxysäuren und Salicylsäure, auch Betahydroxysäure genannt. Je niedriger der pH-Wert, also je saurer die Zubereitung, desto intensiver schälen sie die Haut. Umso eher können jedoch auch Hautirritationen auftreten.

▼ Zubereitungen mit Fruchtsäuren sorgen langfristig dafür, dass sich die obere Hautschicht verdickt, da durch das Peeling die Hautregeneration angeregt wird. Die Haut wirkt dadurch frischer und jünger. Altersflecken hellen

▼ Chemische Peelings erreichen auch tiefere Hautschichten. Man verwendet sie daher nicht nur zur Hautreinigung, sondern auch zum Aufhellen von Altersflecken.

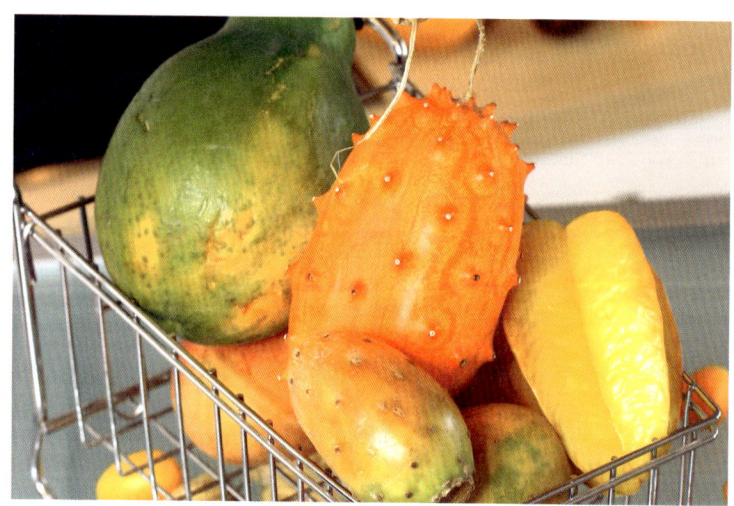

Fruchtsäuren zählen zu den häufig verwendeten Wirkstoffen in Peelingpräparaten.

sich auf oder verschwinden sogar ganz. Kosmetische Zubereitungen für die Eigenbehandlung enthalten Konzentrationen von fünf bis zehn Prozent. Zunächst mit niedrigeren Konzentrationen beginnen, um die Irritationen möglichst gering zu halten. Die Haut reagiert nach der Behandlung empfindlicher auf UV-Strahlung. Deshalb bieten sich die Wintermonate besonders an. Doch auch dann sollte man stets auf einen ausreichenden Sonnenschutz achten.

Peelings mit Fruchtsäurekonzentrationen über zehn Prozent dürfen nur entsprechend ausgebildete Kosmetikerinnen durchführen. Hautärzte arbeiten in einem Bereich von bis zu siebzig Prozent. In diesen Konzentrationen dringen die Säuren tief in die Haut vor. Nach einer häuslichen Vorbereitungsphase mit einer fünf- bis zehnprozentigen Lösung folgen die Sitzungen beim Arzt. Er trägt das Fruchtsäurepräparat auf, beobachtet die Haut genau und entfernt das Produkt, sobald sich die Haut weiß färbt. Danach wird die Haut mit einer beruhigenden Creme gepflegt. Mit dieser Methode können moderate Falten beseitigt werden. Aller-dings hält die Wirkung nur etwa sechs Monate an und muss dann wiederholt werden.

▼ Schälbehandlungen mit Vitamin-A-Säure dienten ursprünglich dazu, um Aknenarben zu entfernen. Später setzten Ärzte die verschreibungspflichtigen Arzneimittel auch bei durch Licht geschädigter Haut ein. Die Säure trägt Teile der oberen Hautschicht ab, was sie mitunter stark reizt. Die Behandlung erfolgt über mehrere Monate mit Salben oder Cremes. Während dieser Zeit reagiert die Haut stark lichtempfindlich und muss gut vor Sonne geschützt werden. Da Vitamin-A-Säure das ungeborene Kind schädigen kann, darf sie während einer Schwangerschaft nicht eingesetzt werden.

Eine schmerzhafte und auch risikoreiche Methode bilden Peelings mit Trichloressigsäure oder anderen tiefer gehenden Lösungen. Sie dringen bis in die mittleren Hautschichten vor. Nach der Behandlung rötet sich die Haut stark, verkrustet sich und reagiert hochempfindlich. Diese Methode gehört nur in die Hände von sehr erfahrenen Ärzten.

▼ Nicht jede Art von Peelings eignet sich für die Verwendung zu Hause. Einige gehören in die Hände von erfahrenen Fachleuten.

Haarpflege

Shampoos und mehr

Lange, kurze, helle, dunkle – die Variationsmöglichkeiten unseres natürlichen Kopfschmuckes sind nahezu unbegrenzt. Sich eine pfiffige Frisur verpassen zu lassen, ist die eine Sache. Eine geeignete Pflege, um sie zu erhalten, die andere. Mild und trotzdem mit einer guten Reinigungswirkung soll sie sein. Denn sie muss alles beseitigen, was sich im Haar und auf der Kopfhaut im Laufe eines oder gar mehrerer Tage so ansammelt: Reste von Pflegeprodukten, Staub und Fett. Die zahlreichen Schweißdrüsen in der Kopfhaut und eine kleine Talgdrüse an jedem Haar sorgen dafür, dass dem Shampoo die Arbeit nicht ausgeht.

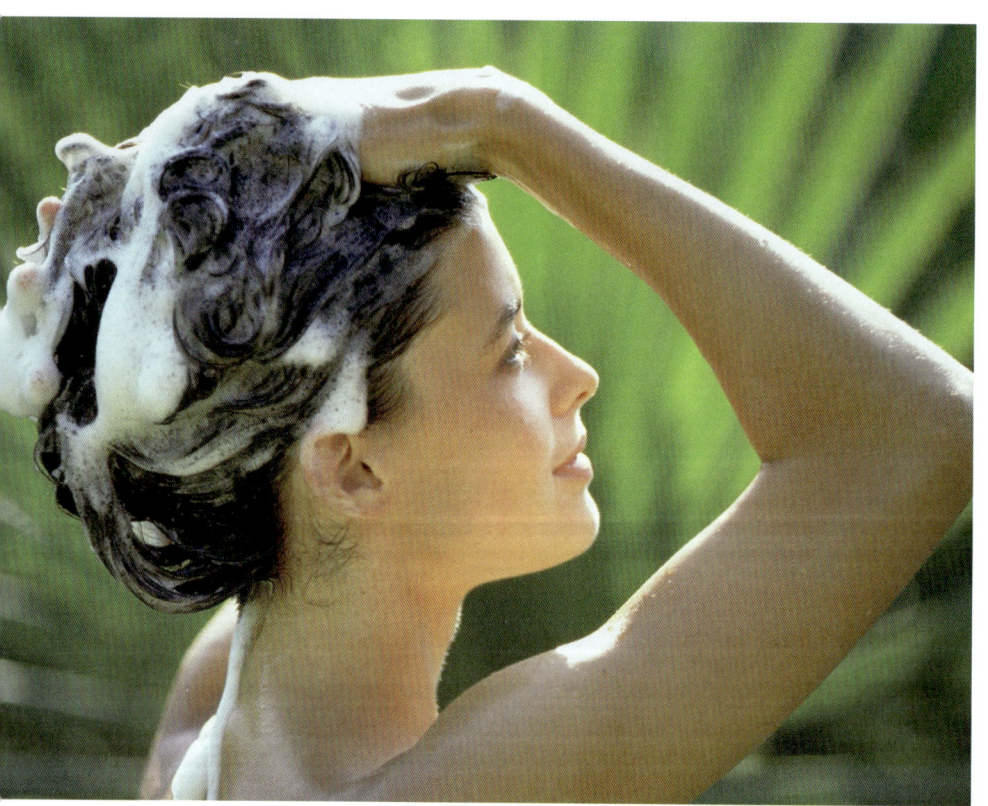

TIPP HAARE WASCHEN

- eine haselnussgroße Menge Shampoo genügt: Viel Schaum bedeutet nicht automatisch eine bessere Reinigung

- das Shampoo nicht in konzentrierter Form, sondern mit etwas Wasser verdünnt auf das feuchte Haar geben

- die Kopfhaut gründlich massieren, an den Haaren aber nicht zerren, denn dies fördert den Haarausfall

- so lange ausspülen, bis sich das Haar stumpf anfühlt

- sanft frottieren und mit einem grobzinkigem Kamm durchkämmen

Kaum ein Haarproblem, auf das die Kosmetikindustrie nicht mindestens eine Antwort parat hat: ob zu fettig oder zu trocken, schuppig, ausfallend oder zu dünn und natürlich auch für ganz normales Haar. Grundsätzlich gilt: Ein Shampoo sollte immer mild sein und das Haar nicht austrocknen, sodass man es täglich waschen kann.

Nach dem Waschen geben Spülungen und Kuren dem Haar mehr Glanz und Glätte. Es lässt sich dann besser kämmen. Einige Produkte werden nicht wieder ausgespült und verbleiben im Haar. Das kann vor allem dünnes

oder dauergewelltes Haar mit der Zeit immer schwerer machen, und es wirkt schlaff und kraftlos. Hier hilft es schon, die entsprechenden Produkte weniger häufig zu verwenden. Das gilt auch für Shampoos, die bereits eine Pflegespülung enthalten. Hier empfiehlt es sich, zwei getrennte Produkte zu verwenden und das Kombiprodukt der Sport- oder Reisetasche vorzubehalten.

▼ Ein besonderes Problem: Schuppen. Herkömmliche Shampoos beseitigen sie nur selten. Gut wirken dagegen medizinische Shampoos. Anfangs häufiger und später im Wechsel mit einem

▼ *Ein Shampoo sollte so mild sein, dass man es täglich verwenden kann.*

Pflegeshampoo nur noch vorbeugend angewendet, beseitigen sie bestimmte Arten von Schuppen zuverlässig und nachhaltig.

Haare färben und tönen

Rot, blond oder braun: Nicht jeder zeigt sich mit seiner Haarfarbe zufrieden. Oder man findet, für die ersten grauen Strähnchen ist es einfach noch zu früh. Dem lässt sich selbst oder mit Hilfe des Friseurs Abhilfe schaffen. Während eine Tönung irgendwann wieder verschwindet, bleibt das Haarefärben von Dauer.

▼ Ein neuer Farbton für das Haar: Das lässt sich auf verschiedenen Wegen erreichen.

▼ Haartönungen enthalten fertige Farbstoffe, die sich an die Außenschicht des Haares anlagern. Je nach Stärke der Tönung wird sie von Wäsche zu Wäsche schwächer und verschwindet schließlich ganz. Weiße oder graue Haare deckt eine Tönung leider nur schlecht ab.

Färbungen bestehen hingegen aus zwei Komponenten: einem Oxidationsmittel und der eigentlichen Farbe. Sie werden erst direkt vor der Anwendung gemischt und sofort aufgetragen. Zuerst dringt das Oxidationsmittel in das Haar ein und zerstört die natürlichen Farbpigmente. Dies sorgt dafür, dass sich die neue Farbe einlagern kann. Danach verschwindet sie nur durch eine komplizierte chemische Behandlung oder natürliches Herauswachsen. Damit die Haare beim Färben besser aufquellen, enthalten viele Produkte Ammoniak. Er ist für den unangenehmen Geruch vieler Produkte verantwortlich und kann das Haar schädigen. Deshalb nach dem Färben die Haare mit einer Haarspülung oder einer Kurpackung verwöhnen. Vorsicht bei bereits geschädigten Haaren. In diesem Fall verteilt sich die Farbe oft ungleichmäßig, und es kommt zu hässlichen Schattierungen, vor allem in den Spitzen.

Einen Spezialfall bildet das Blondieren. Hier zersetzt ein Oxidationsmittel die Farbe im Haar. Dieser Vorgang lässt sich nur schwer steuern, und bei dauergewelltem Haar entstehen oft unerwünschte Orangetöne. Deswegen gehört diese Arbeit in die Hand eines geübten Friseurs.

Getöntes, blondiertes und gefärbtes Haar reagiert zudem empfindlich auf die Sonne. Am besten eine Kopfbedeckung tragen oder ein Haarpflegemittel mit UV-Schutz verwenden.

▼ Mit dem Pflanzenfarbstoff Henna erreicht man nur bei dunklem Haar schöne rötliche Farbtöne. Deshalb mischen es einige Hersteller mit Auszügen aus Walnuss, Indigo, Kamille oder Holunderbeeren, um auch bei anderen Farben Erfolge zu erzielen. Henna allein überdeckt auch kein graues Haar. Und bei häufigem Gebrauch trocknet natürliches Henna das Haar aus, was eine entsprechende Pflege allerdings verhindert.

Um vor Allergien oder Hautunverträglichkeiten rechtzeitig gewarnt zu sein, das Produkt am besten an einer Stelle des Unterarms auf seine Verträglichkeit testen, bevor man es benutzt.

▼ *Pflanzenfarbstoffe eignen sich für dunkles Haar besser als für helles.*

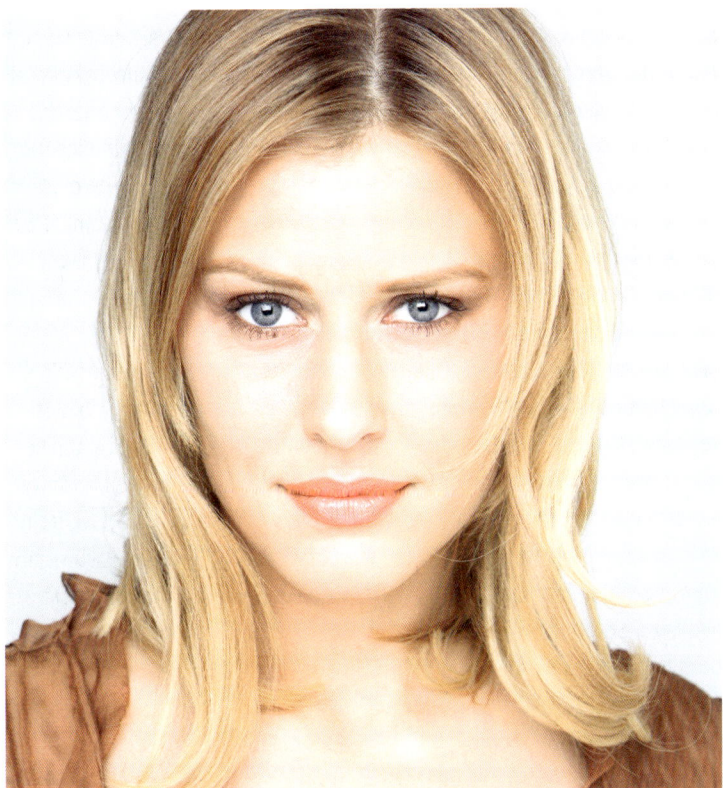

Ob kurz oder lang, lockig oder glatt. Ein Shampoo gehört zur richtigen Haarpflege dazu.

Lösungen für spezielle kosmetische Probleme:
Was tun, ...

... wenn den Nägeln die Widerstandskraft fehlt

▼ Fest genug und doch elastisch, dazu noch schön geformt. So sollen die Nägel von Fingern und Zehen beschaffen sein.

Knöpfe, Strickpullover, Nylonstrümpfe – überall lauern Gefahren für brüchige, leicht splitternde Nägel, denen jede Elastizität fehlt. Bleibt man mit den rauen Kanten hängen, hat man zudem noch das Problem mit einer Laufmasche. Natürlich immer dann, wenn man es ganz besonders eilig hat.

Vitamin H, auch Biotin genannt, gilt als das bekannteste Vitamin gegen brüchige Nägel. Anfangs empfehlen Apotheker, täglich fünf Milligramm einzunehmen. Für die Dauerbehandlung genügen zweieinhalb Milligramm. Beruhen die Nagelprobleme auf einem Eisenmangel, kann die Einnahme von Eisenpräparaten zu einer Besserung führen. Gelegentlich werden auch Calcium oder Gelatine empfohlen. Geduld ist in jedem Fall vonnöten, denn der Nagel braucht eine gewisse Zeit, um gesund nachzuwachsen. Regelmäßig angewendet können spezielle Nagelcremes den Nägeln zusätzlich rasch spürbare Geschmeidig-

keit verleihen. Beim Feilen besonders sorgsam vorgehen. Hier lohnt ein Versuch mit einer besonders feinen Glasfeile.

▼ Über zu weiche Nägel klagt hingegen häufig, dessen Hände oft mit stark entfettenden Reinigungsmitteln in Kontakt kommen. Nicht immer lässt sich das vermeiden. Denn wer zum Beispiel in der Krankenpflege arbeitet, muss seine Hände berufsbedingt häufiger waschen oder desinfizieren. Doch ansonsten gilt: Auch bei weichen Nägeln können die – manchmal ungeliebten – Gummihandschuhe vorbeugen. Daneben kann auch der häufige Gebrauch von Nagellackentfernern die Hornsubstanz des Nagels schädigen. In allen Fällen fehlt ihm die nötige Kittsubstanz und damit die Stabilität, und die Nägel reißen schnell ein. Sind die Nägel zu weich, schützen daher Nagelhärter oder ein guter Nagellack.

Weiße Tüpfel oder Streifen auf den Nägeln treten meist durch Fehler bei der Pflege auf. Längsrillen finden sich häufig mit

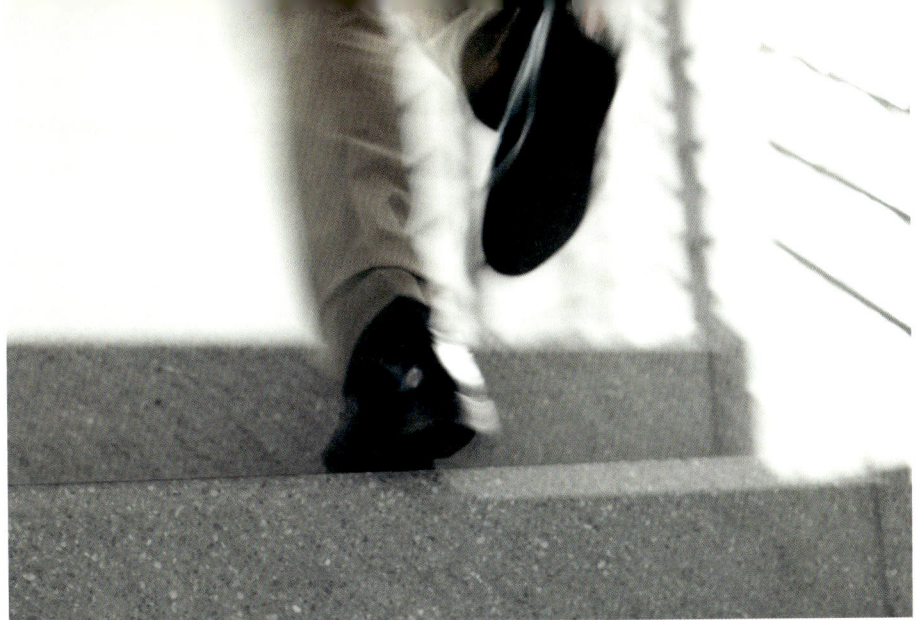

Auch Stress kann zu vermehrtem Haarausfall führen.

zunehmenden Jahren, sind meist jedoch ohne Bedeutung. Querrillen können durch ein falsches Zurückschieben des Nagelhäutchens entstehen. Auch die Einnahme bestimmter Medikamente oder verschiedene Erkrankungen können das Nagelwachstum verändern. Hier hilft der Besuch beim Hautarzt weiter.

... wenn sich das Haupthaar lichtet

▼ Mit Haarausfall oder dünnem Haar zum Arzt – das kommt manchem vielleicht ein wenig übertrieben vor. Denn krank fühlen sich die wenigsten, auch wenn natürlich nach dem Haa-

rewaschen oder Kämmen der Blick ins Waschbecken nicht gerade fröhlich stimmt. Dennoch: Haarausfall kann viele Ursachen haben, und die gilt es zunächst einmal zu klären. So können hormonelle Störungen wie Schilddrüsenerkrankungen das Haarwachstum beeinflussen. Auch manche Medikamente kommen hier in Frage. Häufiger Auslöser: keine Krankheit, sondern die Wechseljahre. Hier zeigt sich der Haarausfall bevorzugt am Mittelscheitel. Ursache ist eine Überempfindlichkeit gegenüber dem Hormon Dihydrotestosteron (DHT), die in den Wechseljahren zunimmt.

▼ *Haarausfall kann auch an Schilddrüsenleiden oder den Wechseljahren liegen.*

Für Frauen stehen daher östrogenhaltige Haarwässer zur Verfügung. Sie enthalten entweder das verschreibungspflichtige Beta-Oestradiol oder das rezeptfreie Alpha-Oestradiol, das keine Hormonwirkung hat. Beide müssen dauerhaft angewendet werden, da ihre Wirkung nach dem Absetzen nicht anhält.

▼ *Je nach Ursache gibt es verschiedene Möglichkeiten, um einen Haarausfall zu behandeln.*

Als wirksamste Therapie gilt die äußerliche Behandlung mit einer Lösung, die den Wirkstoff Minoxidil enthält. Sie gibt es rezeptfrei in Apotheken. Bei täglich zweimaliger Anwendung verstärkt sich nach ein paar Monaten der Haarwuchs. Dieser ist bei dunkelhaarigen Frauen besser zu erkennen als bei blonden. In manchen Fällen kann auch die Gesichtsbehaarung zunehmen. Auch sie ist bei dunklen Haaren naturgemäß deutlicher zu sehen. Zum Glück ist sie aber normalerweise nicht besonders stark. Die Haare lassen sich gut mit einer Pinzette auszupfen. Die Wirkung des Minoxidils hält nur so lange an, wie die Lösung verwendet wird.

Um dem Haarstoffwechsel bei dünnem Haar oder Haarausfall auf die Sprünge zu helfen, können – regelmäßig angewendet –

Biotin, Zink, Hirseextrakt, Pantothensäure oder bestimmte Aminosäuren helfen. Daneben werden Gelatine, Kieselerde und homöopathische Mittel gerne erprobt.

▼ Kosmetische Erfolge versprechen Pflegemittel gegen dünnes Haar. Ihre Wirkstoffe ziehen in einer dünnen Schicht auf das Haar auf und lassen es dicker erscheinen. Auch Strähnchen, Dauerwellen und oft auch eine Kurzhaarfrisur lassen es fülliger erscheinen. Manche Haarwässer sollen durch eine verstärkte Durchblutung der Kopfhaut das Haarwachstum fördern. Auch verschiedene Ampullenpräparate haben möglicherweise einen positiven Effekt. So setzen einige Hersteller auf Produkte, die Coffein enthalten.

… bei Haaren, wo man sie nicht will

Ein Bart heißt nicht umsonst „Manneszierde", wissen Rätselfreundinnen. Nicht nur sie möchten daher ihre als wenig „zierlich" empfundene Behaarung gern los werden. Etwa im Gesicht, aber auch an den Beinen und der Bikinizone.

Es gibt viele Möglichkeiten, unerwünschte Haare zu entfernen. An erster Stelle steht die Rasur, gefolgt von der Depilation, also chemischen Wegen in Form von Cremes oder Schäumen. Diese Produkte enthalten sogenannte Thioglykolate, die den Haarschaft schädigen, so dass er abbricht und sich mühelos abschaben oder abspülen lässt. Der Effekt hält einige Tage an, die Haare wachsen weniger stoppelig nach als im Anschluss an eine Rasur. Die immer noch weitverbreitete Befürchtung, Rasieren oder Enthaarungscremes würden das Haarwachstum sogar noch fördern, trifft nicht zu, sondern beruht auf einer optischen Täuschung. Am besten testet man das Präparat vor der Behandlung an einer kleinen Stelle am Unterarm. So kann man sicherstellen, dass man es auch verträgt, denn in manchen Fällen können die Mittel die Haut reizen.

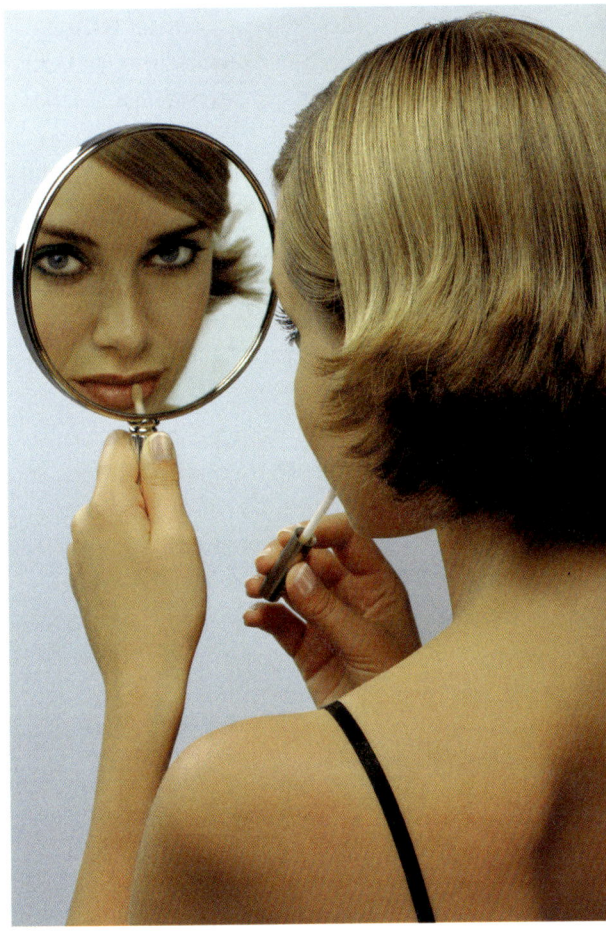

Eine gesunde Haut sieht man nicht nur im Spiegel.

Doch nicht nur Rasierer und chemische Präparate, auch eine Pinzette entfernt unerwünschte Haare. Diese Methode nimmt jedoch nicht nur viel Zeit in Anspruch, sondern sie tut auch weh. Deshalb eignet sie sich nur für kleine Hautpartien wie Oberlippe, Kinn oder Augenbrauen. Größere Bereiche schaffen elektrische Epilationsgeräte. Sie reißen die Haare durch sich drehende Spiralen aus. Bevorzugt benutzen Frauen sie für die Beine. Je nachdem, wie schmerzempfindlich die Anwenderin reagiert, tut es auch hier im einen oder anderen Fall etwas weh. Anfangs dauert es etwas länger, da einzelne Hautstellen gründlich bearbeitet werden müssen, bis das Epiliergerät alle Haare entfernt hat. Nach einiger Zeit vermindert sich der Haarwuchs, so dass man länger pausieren darf.

▼ Früher glaubte man, dass die unerwünschten Haare noch stärker sprießen, wenn man sie entfernt.

TIPP
HAARENTFERNUNG ◄◄◄

Alle Methoden der Haarentfernung können die Haut reizen und zu Entzündungen führen. Die Behandlung sollte deshalb bevorzugt abends stattfinden. Unmittelbar danach beruhigt eine milde Pflegelotion aus der Apotheke, zum Beispiel mit Harnstoff, Aloe vera oder Panthenol, die gereizte Haut.

Auch mit warmem oder kaltem Wachs lässt sich die unerwünschte Behaarung bekämpfen. Man trägt es in Wuchsrichtung der Haare auf. Nachdem es fest geworden ist, reißt man es ruckartig gegen die Wuchsrichtung ab. Diese Methode eignet sich eher dafür, größere Flächen zu enthaaren. Die Haare wachsen erst nach einigen Tagen wieder nach.

▼ Um längerfristig für eine glatte Haut zu sorgen, bietet sich eine Elektroepilation, etwa von Kosmetikinstituten, oder eine Laserbehandlung beim Hautarzt an. Das Auftragen einer verschreibungspflichtigen Eflornithincreme auf kleinere Stellen im Gesicht beseitigt lästige Haare ebenfalls. Allerdings geschieht dies nicht dauerhaft. Nach dem Absetzen des Medikamentes verschwindet der positive Effekt wieder.

... wenn die Haut einer Orange ähnelt

Gerade im Frühjahr zählt der Kampf gegen die Orangenhaut zu den Dauerbrennern. Bei der Cellulite drücken aufgeblähte Fettzellen durch das Bindegewebe nach oben. Sie können die Durchblutung und den Lymphkreislauf stören. Es kommt zu den typischen Dellen. Übergewicht begünstigt die Orangenhaut. Eine ähnlich wichtige Rolle spielen die Vererbung, ein schwaches Bindegewebe und Bewegungsmangel. Ein regelmäßiges sportliches Training verdrängt das Fettgewebe und macht die Dellen kleiner. Wechselduschen und Bürstenmassagen fördern die Durchblutung und tragen damit ihren Teil gegen die Cellulite bei.

Die Zahl der Wirkstoffe, die bei Cellulite helfen sollen, ist immens, und jedes Jahr werden neue angepriesen. Positiv scheinen Mittel zu sein, die die Durchblutung fördern oder den Lymphfluss verbessern. Hierzu zählen zum Beispiel Nicotinsäureester, die aber bei Neigung zu Besenreisern oder Krampfadern nicht angewendet werden dürfen.

Coffein, Pflanzenextrakte aus Mäusedorn, Rosskastanie, Efeu oder Ginkgo sollen gestautes Gewebswasser abtransportieren und die Mikrozirkulation verbessern. Leicht schälende oder stark befeuchtende Substanzen tragen zu einer Verbesserung des Hautbildes bei. Hinzu kommt natürlich

auch der durchblutungsfördernde Massageeffekt beim Auftragen solcher Präparate. Ein solcher Effekt soll auch durch das Tragen spezieller, patentierter Strumpfhosen oder Leggins erzielt werden.

▼ Ebenfalls beliebt: Methoden wie Lymphdrainage oder Body-Wrapping, bei der der Körper mit Algenpräparaten eingerieben und in eine Folie eingewickelt wird. Sie eignet sich nur für gesunde Personen und gehört in erfahrene Hände.

... bei Altersflecken

Sonnenanbeterinnen erkennt man an den zahlreichen braunen Flecken im Dekolletébereich, im Gesicht oder an den Händen. Diese als Hyperpigmentierungen oder in der Umgangssprache als Altersflecken bezeichneten Male zeigen sich bevorzugt an den Körperteilen, die oft der Sonne ausgesetzt waren. Wer sich häufig ungeschützt in ihr aufgehalten hat, kann deshalb schon in jungen Jahren "Altersflecken" bekommen.

Für gesundheitlich unbedenkliche Verfärbungen stehen Produkte mit Vitamin C, Thioctsäure oder

▼ Wirksam nicht nur gegen Orangenhaut: Sport, Bürstenmassagen und Wechselduschen.

Pflanzenextrakten zur Verfügung. Vor allem bei länger bestehenden Flecken zeigen sie häufig leider keinen durchschlagenden Erfolg. Sie hellen die Flecken zwar auf, beseitigen sie aber nur in wenigen Fällen vollständig.

▼ Konsequenter UV-Schutz beugt der Entstehung sogenannter Altersflecken vor.

▼ Dem Dermatologen stehen Peeling, Bleichverfahren und Laserverfahren zur Verfügung, um die betroffenen Stellen zu entfärben. Um ein befriedigendes Ergebnis zu erhalten, sind mehrere Behandlungen in mehrwöchigem Abstand erforderlich. Die Haut reagiert danach sehr empfindlich und schwillt in vielen Fällen an. Idealerweise bietet sich der Winter als Behandlungszeit an, da die betroffenen Stellen keinesfalls der Sonne ausgesetzt werden dürfen. Konsequenter UV-Schutz hilft zu verhindern, dass sich erneut Flecken bilden.

Hinter einer farblichen Veränderung der Haut kann sich jedoch zuweilen eine Erkrankung, schlimmstenfalls sogar ein Hautkrebs verbergen. Ein Arzt kann durch regelmäßige Kontrollen Veränderungen erkennen.

... bei der Weißfleckenkrankheit

Die Weißfleckenkrankheit, auch Vitiligo genannt, beruht auf einem Verlust von Pigmentzellen. Sie beginnt mit kleinen Flecken, die sich immer weiter ausdehnen. Man vermutet, dass es sich dabei um eine Überreaktion des Immunsystems handelt. Ähnliche Symptome zeigt die Hautpilzerkrankung Pytiriasis versicolor, die sich mit Medikamenten gut behandeln lässt.

Gegen die Weißfleckenkrankheit setzen Ärzte eine spezielle Lichtbestrahlung ein, die sie mit den Medikamenten 8-Methoxipsoralen kombinieren. Dies regt den Körper dazu an, mehr Pigment zu bilden, sodass sich die Flecken abschwächen. Kosmetisch lassen sie sich mit Camouflage oder mit Selbstbräunern an den Farbton der umgebenden Haut anpassen. Da die weißen Stellen sehr empfindlich auf UV-Licht reagieren, muss die Haut gut vor Sonne geschützt werden.

... wenn der Schweiß zu üppig fließt

Mehr als drei Millionen Schweißdrüsen regulieren den Wärmehaushalt des menschlichen Körpers. Die meisten finden sich an den Füßen, den Handflächen und in den Achselhöhlen. Unter normalen Bedingungen sondern sie zusammen pro Tag etwa einen halben Liter Schweiß ab. Bei hohen Temperaturen oder intensiver körperlicher Betätigung steigt die Menge auf mehr als einen Liter an.

Manchmal wird jedoch auch bei normalen Temperaturen und ohne körperliche Anstrengung zu viel Schweiß gebildet. Dies kann den gesamten Körper oder nur bestimmte Körperteile wie Hände, Gesicht oder Füße treffen.

Verstärktes Schwitzen besitzt viele Ursachen. Bei manchem ist es angeboren, anderen reicht bereits eine geringe Aufregung, um das körpereigene Kühlsystem in Gang zu setzen. Häufig tritt es auch während der Wechseljahre auf. Daneben kommen Erkrankungen wie zum Beispiel eine Überfunktion der Schilddrüse oder die Einnahme mancher Arzneimittel

als Ursache in Frage. Leider lassen auch Genussmittel wie Kaffee oder scharfe Speisen den Schweiß reichlicher fließen.

Zur Bekämpfung von starker Schweißbildung oder von Schweißgeruch gibt es Deodoranzien und Antitranspiranzien. Der typische säuerliche Geruch beim Schwitzen entsteht, wenn Bakterien Bestandteile des Schweißes zersetzen. Deodoranzien verhindern, dass sich diese

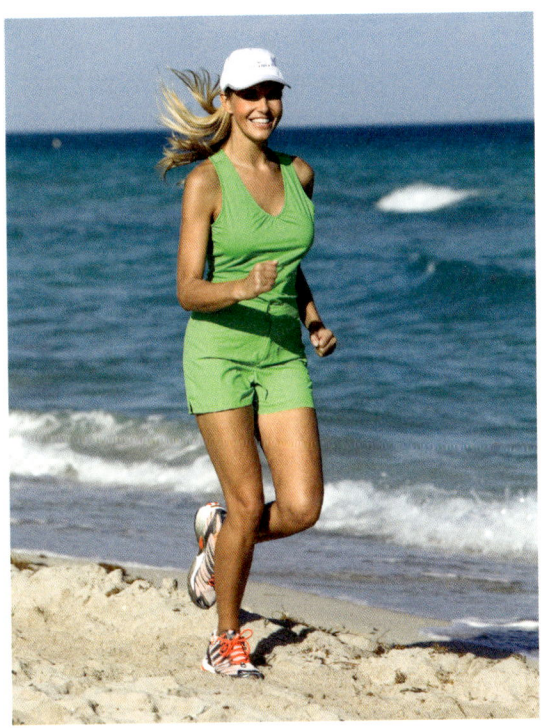

Was beim Sport erwünscht ist, kann bei anderen Gelegenheiten sehr stören: starkes Schwitzen.

TIPP HILFE GEGEN SCHWITZEN

- sich regelmäßig zu waschen oder zu duschen

- sich die Achselhaare zu rasieren

- auf Nahrungs- und Genussmittel zu verzichten, die die Schweißproduktion erhöhen, zum Beispiel Kaffee und scharfe Gewürze

- weite, luftige Kleidung zu bevorzugen

- im Sommer offene Schuhe zu tragen

- Stress abzubauen

- täglich ein Fußbad zu nehmen, am besten mit gerbstoffhaltigen Zusätzen wie Eichenrinde

▼ *Schweiß riecht kaum. Der Geruch entsteht, wenn Bakterien den Schweiß zersetzen.*

Bakterien vermehren oder binden den auftretenden Geruch. Zugegebene Parfümöle verstärken die Wirkung. Antitranspiranzien verengen hingegen den Ausgang der Schweißdrüsen. Diese Mittel enthalten saure Aluminiumsalze, die sehr gut wirken, aber in höheren Konzentrationen eine empfindliche Haut reizen können.

TIPP SALBEI

Oft hilft es bereits, Salbeitabletten oder -tee aus der Apotheke zu verwenden. Bei nervösem Schwitzen können pflanzliche Mittel und Tees das vegetative Nervensystem beruhigen.

▼ In schweren Fällen lässt sich übermäßiges Schwitzen auch vom Arzt behandeln. Er nutzt vor allem die sogenannten Leitungswasser-Iontophorese. Dabei werden Hände oder Füße in ein Wasserbad gehalten, durch das ein schwacher Strom fließt. Die Elektrizität vermindert die Tätigkeit der Schweißdrüsen. Gegen übermäßigen Achselschweiß kann eine Injektionen mit Botulinumtoxin A, kurz Botox genannt, helfen. Diesen Wirkstoff kennen manche auch als Anti-Falten-Mittel. Die Wirkung lässt jedoch nach einiger Zeit nach und muss dann wiederholt werden. In gravierenden Fällen lassen sich Schweißdrüsen auch entfernen.

Spezielle Behandlungsverfahren in der ästhetischen Medizin

In der ästhetischen Medizin scheint fast alles machbar. Ob Gebisskorrektur, Fettabsaugen, Brustverkleinerung oder Haartransplantation: Am Ende kommt mit viel Glück das Ergebnis heraus, das man sich vorgestellt hat. Schlimmstenfalls läuft man eine Zeit lang mit aufgeplusterten „Schlauchbootlippen" herum, bis sich die eingespritzten Stoffe wieder abgebaut haben.

Ganz abgesehen von den nicht unerheblichen Kosten solcher Eingriffe sollte man sich immer im Klaren darüber sein, dass es sich um einen operativen Eingriff handelt, mit all seinen Risiken. Deshalb sollte man sich vorher ganz genau über die fachliche Qualifikation des Arztes und den Ruf der Klinik informieren, der man sich anvertraut. Adressen entsprechend fortgebildeter Ärzte erfährt man zum Beispiel bei der Deutschen Gesellschaft der Plastischen, Rekonstruktiven und Ästhetischen Chirurgen. Die Adresse finden Sie auf Seite 94.

Faltenunterspritzung

In der kosmetischen Dermatologie werden Falten in den Mundwinkeln, um den Mund herum und über der Nasenwurzel aufgefüllt. Man unterscheidet zwischen Stoffen, die der Körper abbaut, und solchen, die dort verbleiben. Sie stammen aus körpereigenem, aus menschlichem, aus tierischem oder synthetischem Material.

▼ Zu den abbaubaren Stoffen gehören Kollagen, Eigenfett, Hyaluronsäure und Poly-L-Milchsäure. Sie werden je nach Faltenbeschaffenheit in verschiedenen Injektionstechniken unter die Falten oder das aufzupolsternde Gewebe gespritzt. Die Wirkung hält zwischen sechs und zwölf Monate an. Als Nebenwirkungen können neben allergischen Reaktionen auch Knötchen auftreten.

Bei den im Körper bleibenden Stoffen handelt es sich um nichtabbaubare Kunststoffe. Zwar klingt der Gedanke verlockend, sich nur einmal einer Behandlung

▼ Die Medizin kennt verschiedene Substanzen und Verfahren, um Falten zu unterspritzen oder erschlafftes Gewebe aufzupolstern.

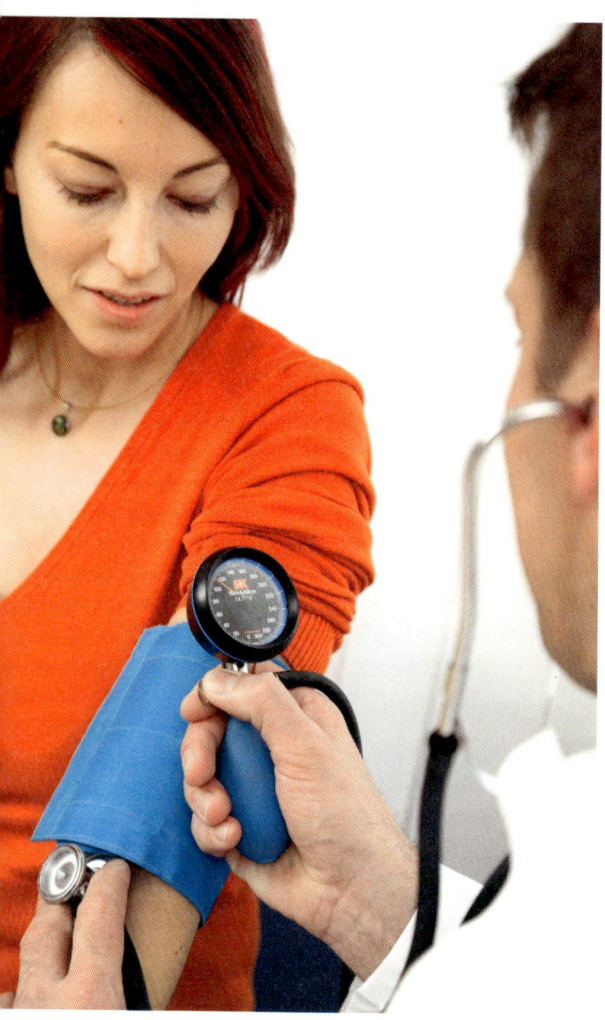

Einige Arten der Faltenbehandlung gehören in die Hand eines erfahrenen Arztes.

unterziehen zu müssen. Auch die Kosten fallen geringer aus. Man sollte aber bedenken, dass auch ein misslungenes Implantat von Dauer ist. Mit zunehmendem Alter der anderen Gesichtsteile kann es passieren, dass durch das Nichtaltern des Implantats plötzlich unnatürliche Erhebungen dem Gesicht eine merkwürdige Note verleihen. Nach einiger Zeit können sich zudem Knoten bilden, die sich nur chirurgisch beseitigen lassen.

Botulinumtoxin A

Mimische Falten wie Stirn- und Zornesfalten sowie Krähenfüße entstehen durch das Bewegen der Gesichtsmuskeln. Botulinumtoxin A, besser bekannt unter der Bezeichnung Botox, lähmt diese Muskulatur. Diese Entspannung glättet die Falten. Die Methode eignet sich jedoch nur für mimische Falten. Botox ist ein von einem Bakterium produziertes Nervengift. Das Präparat wird in stark verdünnter Form punktuell injiziert. Dazu muss der behandelnde Arzt die genauen Muskelverläufe kennen. Denn durch eine falsche Injektionstechnik treten teilweise Lähmungserscheinungen auf.

Eine Behandlung der Oberlippe kann die Fähigkeit zu essen und zu trinken beeinflussen und sogar die Aussprache verändern. Allerdings schwächen sich positive wie negative Wirkungen im Laufe der Zeit ab. Verschiedene Erkrankungen oder die Einnahme bestimmter Medikamente, etwa blutgerinnungshemmende Mittel, sprechen gegen eine Botox-Behandlung.

Faltenbehandlung mit Lasern

Diese Methode verwenden Ärzte meist nur für kleinere Hautpartien. Zwar kann man mit den Lasern sonnengeschädigte, frühzeitig gealterte Haut abtragen. Doch danach fühlt sie sich wund an und reagiert sehr empfindlich. Um den Erfolg über längere Zeit zu erhalten, muss man auf einen ausreichenden Sonnenschutz achten.

Operative Beseitigung von Falten

▼ Beim Facelifting entfernt der Arzt überschüssige Haut. Die verbleibende Haut wird wieder angenäht und dadurch gestrafft. Doch so einfach wie hier geschildert verläuft der Eingriff natürlich nicht. Denn der Chirurg muss auch das Muskel- und Fettgewebe korrigieren. Der Eingriff entspricht daher in Umfang und Risiken einer Operation. So wird auch das Lifting des ganzen Gesichtes in Vollnarkose durchgeführt. Einfacher verlaufen kleinere Korrekturen, etwa ein Straffen der Augenlider oder die Beseitigung von Tränensäcken. Es kann jedoch zu Wundheilungsstörungen, Infektionen, aber auch zu Verletzungen von Nerven kommen. Deshalb sollte man diese Art der Faltenbehandlung nur von ärztlichen Spezialisten durchführen lassen, die einen verantwortungsvoll über mögliche Risiken aufklären.

▼ *Botox, Laser oder Lifting – oft ist es nicht so einfach, wie es klingt.*

Wirkstoffe in Pflegekosmetika

Bloße Pflege reicht den meisten Menschen nicht. Sie erwarten von einem Kosmetikprodukt auch einen besonderen Effekt. Dies erreichen Wirkstoffe, von denen es so viele gibt, dass nachfolgend nur die erwähnt werden können, die häufig zum Einsatz kommen.

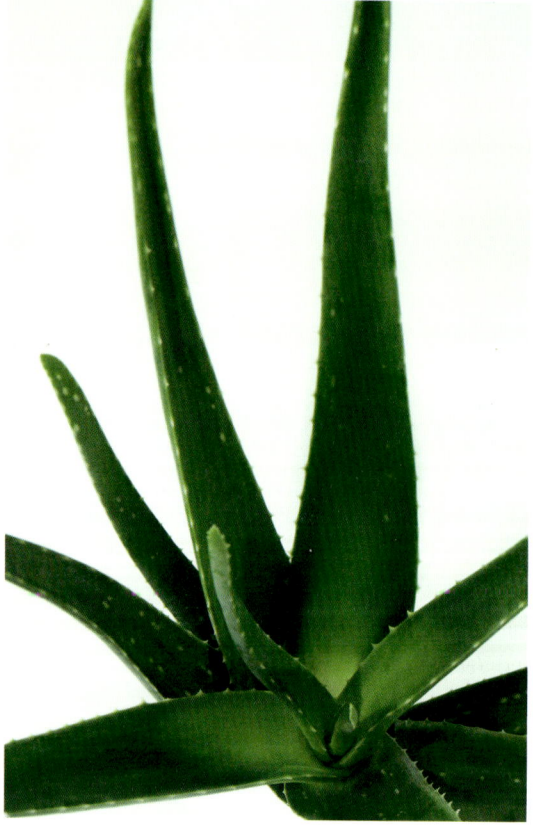

Das Gel von Aloe vera enthält verschiedene Inhaltsstoffe, zu denen gute Feuchthaltesubstanzen für die Haut zählen.

Feuchthaltesubstanzen

Sie zählen zu den wichtigsten kosmetischen Wirkstoffen. Sie verhindern, dass die Haut Feuchtigkeit verliert.

Das Gel von **Aloe vera** ist ein Naturprodukt mit vielen verschiedenen Inhaltsstoffen. Vor allem die Zuckerverbindungen sowie die verschiedenen Aminosäuren sorgen für die guten Feuchthalteeigenschaften.

Glycerin, auch Glycerol genannt, bietet sich in Konzentrationen von fünf bis zehn Prozent als ein hervorragendes Feuchthaltemittel an. In hohen Konzentrationen hinterlässt es jedoch oftmals ein klebriges Gefühl auf der Haut. Bevorzugt findet sich Glycerin in Handpflegeprodukten.

Am bekanntesten und häufig verwendet: **Harnstoff**, fachsprachlich auch Urea und Carbamid genannt. Dieser körpereigene Stoff bindet intensiv Wasser und wirkt zudem in höheren Konzentrationen Schuppen lösend. In Gesichtspflegeprodukten beträgt seine Konzentration bis zu fünf Prozent, in Körperpflegemitteln bis zu zwölf Prozent. Wegen seiner vielfältigen Eigenschaften findet er sich auch in Shampoos sowie Hand- und Fußpflegepräparaten. Der in höheren Konzentrationen bisweilen auftretende unangenehme Geruch lässt sich durch geschickte Parfümierung überdecken. Die Haut verträgt Harnstoff im allgemeinen gut.

Hyaluronsäure preisen viele Hersteller als sogenannten Filler an (siehe auch Seite 70). Diese Bezeichnung verdankt es seiner wasserbindenden Eigenschaft, die optisch Fältchen aufpolstert und dadurch glättet. Damit sie besser in die Haut eindringt, schleusen es die Hersteller oft in winzigen Kapseln ein, die zum Beispiel den Namen Liposomen oder Niosomen tragen.

Kollagen bindet Wasser gut. Allerdings dringt es nicht in die tieferen Hautschichten ein. Äußerlich aufgetragen besitzt es daher keinen Einfluss auf die körpereigene Kollagenproduktion.

Propylenglykol wirkt als Feuchthaltefaktor, verhindert das Verdunsten von Wasser in der Horn-

schicht und hilft, dass andere Stoffe in tiefere Hautschichten eindringen.

▼ Zu den weiteren guten Feuchthaltemitteln zählen Pyrrolidoncarbonsäure, oft mit PCA abgekürzt, sowie Milchsäure und ihre Salze, die sogenannten Laktate.

Vitamine

Da dachte man früher an Obst und Gemüse, vielleicht noch an Pillen. Vitamine in Kosmetikprodukten waren lange Zeit unüblich, weil man sich keine Wirkung auf die Haut vorstellen konnte. Als es gelang, auch kosmetische Wirkstoffe in die Haut einzuschleusen, nahm ihr Einsatz sprunghaft zu.

Vitamine sind für den Menschen lebensnotwendig. Sowohl ein Mangel als auch ein Zuviel können der Gesundheit schaden. Auch einige Hauterkrankungen, wie zum Beispiel Hautrockenheit und Verhornungsstörungen oder eine Entzündung der Mundwinkel, sind auf einen Mangel an bestimmten Vitaminen zurückzuführen. In diesem Fall müssen die Betroffenen die Defizite ausgleichen, indem sie ihre Ernährung

▼ *Nicht nur Fruchtsäuren in Peelings, sondern auch Vitamine zählen zu den Wirkstoffen, die in der Hautpflege Verwendung finden. Und natürlich ist eine vitaminreiche Ernährung mit reichlich Obst und Gemüse eine gesunde Schönheitspflege von innen.*

umstellen oder gezielt Vitamin-
präparate aus der Apotheke einnehmen. Aber auch äußerlich
angewendet können Vitamine
die Hautfunktionen verbessern.

Nachfolgend die wichtigsten in
Kosmetika eingesetzten Vitamine:

▼ *Vitamine
helfen auch
äußerlich ange-
wendet auf
verschiedenste
Weise, die Haut-
funktion zu
verbessern.*

▼ **Vitamin A** und seine Abkömm-
linge gehören zu den am häufigsten verwendeten Anti-Aging-
Wirkstoffen. Sie stimulieren den
Kollagenstoffwechsel, regen die
Neubildung von Hautzellen an
und verbessern die Elastizität der
Haut. Haupteinsatzgebiet ist die
vorzeitige umweltbedingte
Hautalterung. Vitamin A spielt
auch als Radikalfänger eine Rolle,
schützt also vor bestimmten,
aggressiven Substanzen.

Zur Gruppe kosmetisch verwende-
ter **B-Vitamine** gehören Vitamin
B6, Nicotinsäure und Nicotinsäu-
reamid, Biotin sowie Panthenol.

Am bekanntesten ist **Panthenol**,
das auch Vitamin B5 heißt.
Wegen seiner wundheilenden
Wirkung findet es sich in vielen
Heilsalben. In kosmetischen
Zubereitungen sorgt es für
Feuchtigkeit. In Haarpflegepräpa-
raten erhöht Panthenol den

natürlichen Wassergehalt im
Haar. Weil es auf dem Haarschaft
einen Film bildet, wird jedes einzelne Haar gefestigt. Die Frisur
bekommt mehr Volumen.

Nicotinsäure und **Nicotinsäure-
amid** verbessern den Zustand der
Haut, indem sie deren Schutzfunktion stärken. Bestimmte Teile
der Nicotinsäure finden Verwendung in antirheumatischen Salben und Sportsalben. Sie fördern
die Durchblutung und sind deshalb für empfindliche Haut nicht
geeignet.

Biotin gilt als Haut- und Nagelvi-
tamin. Es findet sich in Haut- und
Nagelcremes, in Haarpflegepro-
dukten sowie in Tabletten. Die
Wirkung bei brüchigen Fingernägeln und gespaltenen Haaren
kann bei einer täglichen Einnahme von 2,5 bis 5 Milligramm
Biotin über einen Zeitraum von
mindestens drei Monaten erreicht
werden.

Große Bedeutung haben die antioxidativen **Vitamine C und E** und
das erwähnte **Vitamin A** als Radikalfänger. Mehr dazu findet sich
im nächsten Kapitel.

Vitamincreme ist nicht gleich Vitamincreme. Gerade bei Vitaminen kommt es auf die richtige Konzentration und sinnvolle Kombinationen an, damit die beabsichtigten Wirkungen erzielt werden können. Diese Gewähr bieten dermopharmazeutische Produkte aus der Apotheke, bei denen Aussagen zur Wirkung wissenschaftlich nachgewiesen sind.

Antioxidanzien gegen freie Radikale

Freie Sauerstoffradikale spielen bei allen Alterungsformen eine bedeutende Rolle. Bei ihnen handelt es sich um aggressive Moleküle, bei denen ein Ungleichgewicht bei den chemischen Ladungen besteht. Um sich zu stabilisieren, entreißen sie anderen Molekülen die fehlende Ladung. Dadurch fallen diese wiederum in ein Ungleichgewicht und versuchen, diesen Zustand zu beheben, indem sie ihrerseits andere Moleküle angreifen. Es entsteht eine Kettenreaktion, die ihre zerstörerischen Spuren bei allen Beteiligten hinterlässt. Hierzu zählen Zellschäden, ja sogar Schäden in den Erbanlagen.

▼ Moderate Kettenreaktionen der Radikale zählen zu den normalen chemischen Abläufen in unserem Körper. Damit sie nicht entgleisen, verfügt dieser über ein natürliches Abwehrsystem von Antioxidanzien, die auch den Namen Radikalfänger tragen. Sie greifen in die überschießende Reaktionen ein und bringen sie zum Stillstand. Mit zunehmendem Alter nimmt dieses körpereigene Verteidigungssystem jedoch ab, zusätzlich bilden sich mehr freie Radikale. UV-Strahlung, Rauchen, Stress, ungesunde Lebensführung sowie Ozon tragen ihren Teil zu dieser Entwicklung bei. In diesen Fällen kann das natürliche Abwehrsystem überfordert sein.

Radikalfänger sollen die schädigende Wirkung freier Radikale abschwächen. Sie verbinden sich mit den aggressiven Molekülen und machen sie so unschädlich.

▼ *Natürliche Kettenreaktionen im Körper tragen zur Hautalterung bei. Antioxidanzien können hemmen ihre aggressiven Auslöser hemmen.*

Zu den beliebten Radikalfängern in Kosmetika zählen:

Alpha- Liponsäure

In Arzneimitteln setzen Ärzte sie in hohen Konzentrationen ein, um diabetische Nervenschäden zu behandeln. Vor allem in den USA findet sie sich in zahlreichen Anti-Aging-Kosmetika.

Flavonoide

Diese Pflanzeninhaltsstoffe kommen in grünem Tee, Früchten, Gemüse, aber auch in Rotwein vor. In Sonnenschutzmitteln oder Kosmetika können sie unerwünschte Hautveränderungen vermindern. Auch über die Nahrung aufgenommen schützen sie. Sie können nicht nur Zellschäden mindern, sondern scheinen auch der Hautalterung entgegenzuwirken. Grüntee-Extrakt enthält große Mengen an Polyphenolen. Er soll vor allem gegen die schädlichen Wirkungen der UV- Strahlen helfen.

Karotinoide

Zu den bekanntesten zählen das Beta-Karotin, Lycopin und Lutein. Karotinoide kommen in einer Vielzahl von bunten Gemüsen und Früchten wie Paprika, Karotte oder Tomate vor. Da das sehr gut wirksame Beta-Karotin gelborange gefärbt ist, eignet es sich für Kosmetika nicht besonders.

Koenzym Q 10

Es kommt natürlicherweise im Körper vor. Bei verschiedenen Erkrankungen und mit zunehmendem Alter nimmt seine Konzentration ab. In kosmetischen Präparaten wirkt es als Radikalfänger, vor allem im Zusammenspiel mit Vitamin E.

Vitamine A, C und E

Auch sie wandeln aggressive Sauerstoffmoleküle in harmlose Verbindungen um. Die oft zu findende Kombination von Vitamin C und E ist sinnvoll, da sich beide Vitamine gegenseitig in ihren Wirkungen ergänzen. Neben ihren antioxidativen Wirkungen verbessern sie das Aussehen der Hautoberfläche, erhöhen das Feuchthaltevermögen und vermindern die schädigenden Einflüsse von UV-Licht.

Weitere Radikalfänger sind Glykosylrutin, Ferulasäure und Silymarin, die sich bevorzugt in Sonnenschutzmitteln finden.

Wirkstoffe zur Faltenreduzierung

Die größte Erwartung an ein Pflegeprodukt, zumindest ab einem gewissen Alter: weniger Falten. Mit allen Mitteln wird ihnen zu Leibe gerückt. Es wird geschält, gelasert, unterspritzt, gestrafft und aufgefüllt. Doch auch wenn es die Werbung gerne verspricht, gibt es keinen Wirkstoff, der sie völlig beseitigt.

Dimethylaminoethanol

Besser bekannt unter der Abkürzung DMAE. Er kommt vor allem in Nahrungsergänzungsmitteln zum Einsatz, um Alterserscheinungen vorzubeugen. In kosmetischen Präparaten speichert er Feuchtigkeit, wodurch die Haut praller wirken soll.

Fettsäuren, essentielle

Diese Fettsäuren, dazu zählen die Linol- und Linolensäure, kann der menschliche Körper nicht selbst herstellen. Er muss sie daher mit der Nahrung aufnehmen. Man nennt sie deshalb auch essentiell. In Pflegeprodukten eignen sie sich gut für trockene und geschädigte Haut.

Kollagen

Es bildet einen wichtigen Baustein des Bindegewebes und sorgt weitgehend für ein straffes Aussehen der Haut. Mit der Zeit verliert es jedoch seine Elastizität und verhärtet sich. Äußere Zeichen: das Bindegewebe erschlafft, und es bilden sich Falten. Leider dringt es von außen aufgetragen nicht weit genug vor, um das Bindegewebe wieder zu straffen. Es bindet allerdings gut Wasser. Die Haut kann dadurch straffer wirken.

Kupfer

Präparate mit diesem Mineralstoff sollen den Stoffwechsel des Bindegewebes ankurbeln. Bestimmte Kupferverbindungen können die Hautdichte verbessern und die Befeuchtung steigern.

Vitamin A-Verbindungen

Hier haben Retinol und Retinaldehyd eine Bedeutung für die Kosmetik. Sie sorgen für ein glatteres und kompakteres Hautbild.

Vitamin K

Es wird äußerlich bei Besenreisern und Hautrötungen angewendet. Wahrscheinlich beruht dies auf einer abschwellenden, entzündungshemmenden und festigenden Wirkung auf die Gefäße.

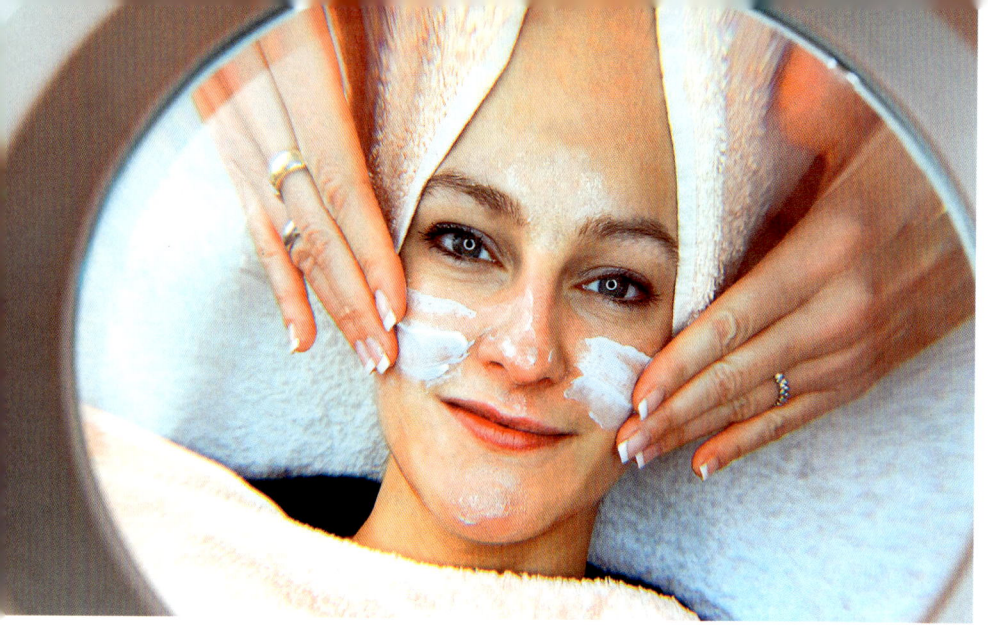

Der Besuch bei der Kosmetikerin ist für viele nicht nur Hautpflege, sondern ein Verwöhnurlaub vom Alltag.

▼ *Viele Wirkstoffe gibt es auch in Hautpflegepräparaten für zu Hause.*

▼ Viele Firmen verwenden in ihren Produkten sogenannte Wirkstoffkomplexe, die mit großartigen Namen versehen auf den Markt gelangen. In den wenigsten Fällen erfährt man ihre genaue Zusammensetzung, so dass sie sich nur schlecht beurteilen lassen.

Filler

Viele verrichten kleine Reparaturen im Haus gerne selbst. Das gilt auch für das „Zukleistern" von Löchern oder Schrammen mit Spachtelmasse. Daran erinnert es, wenn in der Kosmetik die Rede von „Fillern" ist. Bei den zum Auffüllen verwendeten Stoffen, abgleitet vom englischen „to fill up" für auffüllen, handelt es sich um Produkte, die Falten aufpolstern sollen. Man trägt sie entweder als Creme auf oder unterspritzt die Falten. Das Ziel bei der Behandlung mit Cremes: Feuchtigkeit in der Haut zu speichern und auf diese Weise kleine Fältchen zu glätten. Das gelingt am besten mit den bereits erwähnten Feuchthaltesubstanzen wie Harnstoff, Aloe vera oder Hyaluronsäure.

Arzneiliche Wirkstoffe

Neben kosmetischen Wirkstoffen gibt es auch verschreibungspflichtige, die ein Arzt verordnen muss. Ursprünglich zur Behandlung von Erkrankungen gedacht, werden sie jetzt auch gegen altersbedingte Hauterscheinungen eingesetzt. Neben der bereits angesprochenen Vitamin-A-Säure spielen hier in erster Linie Hormone und neuerdings auch Wachstumsfaktoren eine Rolle. Unbestritten ist, dass die Abnahme des Hormons Östrogen in den Wechseljahren die Hautbeschaffenheit verändert etwa die Menge und Qualität des Kollagens.

▼ Die Einnahme von Hormonen verbessert zwar nachweislich den Zustand der Haut. Allerdings wird ihre Einnahme derzeit sehr kritisch bewertet. Es scheint daher leichtsinnig, allein aus kosmetischen Gründen eine Hormoneinnahme zu befürworten. Auch der Versuch, durch äußerlich aufgetragene hormonhaltige Cremes den gewünschten positiven Effekt auf die Haut zu erreichen, ist nicht unproblematisch. Denn die Hormone dringen sehr gut in die Haut und ihre tieferen Schichten ein. Gelangen sie so in den Blutkreislauf, können sie sich im Körper verteilen und ähnlich wirken wie Hormonpräparate zum Einnehmen.

Jede Anwenderin muss sich kritisch fragen, ob sie wegen eines kosmetischen Effekts, der nur während der Dauer der Anwendung anhält, eventuelle Nebenwirkungen oder Gefahren in Kauf nehmen will. So kann zum Beispiel eine langfristige Hormonersatztherapie das Risiko erhöhen, an Brustkrebs zu erkranken.

Präparate mit Wachstumsfaktoren wie EGF, die Abkürzung steht für Epidermal Growth Factor, sollen ebenfalls positiv auf die Haut wirken. Allerdings gibt es noch keine Langzeituntersuchungen, ob und wenn ja welche Nebenwirkungen auftreten. Zudem ist nicht nachgewiesen, inwieweit die Wirkstoffe überhaupt in die Haut eindringen.

▼ *Hormoncremes wirken nicht nur auf die Haut. Auch der Körper nimmt sie gut über diesen Weg auf.*

Erkrankungen der Haut

Im Akutstadium einer Hauterkrankung führt an einer medizinischen Behandlung meist kein Weg vorbei. Und auch bei unklaren Hauterscheinungen schadet es nicht, den Rat eines Arztes oder Apothekers einzuholen.

Allergien

Jeder allergischen Reaktion geht eine Sensibilisierung, ein Erstkontakt mit dem Stoff voraus, der die Beschwerden auslöst. Diese kann durch alle möglichen Substanzen erfolgen. Erst bei einem erneuten Kontakt mit dieser oder einer chemisch ähnlichen Substanz reagiert der Körper allergisch. Es gibt für jeden Lebensbereich eine Hitliste der allergisch relevanten Stoffe. So auch für Kosmetika. An den oberen Stellen stehen Konservierungs- und Duftstoffe.

▼ Für empfindliche Haut gibt es in der Apotheke Pflegeprodukte, die keine als Allergie auslösend bekannten Stoffe enthalten.

Ist eine echte Allergie entstanden, sollte man beim Dermatologen einen Hauttest machen lassen. Positive Ergebnisse trägt er in einen Allergiepass ein. Diesen am besten bei jedem Kauf eines Kosmetikpräparates oder eines Arzneimittels in der Apotheke vorlegen. So stellt man sicher, dass man ein Produkt erhält, das die betreffenden Stoffe nicht enthält.

TIPP AUFKLÄRUNG ◄◄◄

Menschen mit Hauterkrankungen sind häufig Vorurteilen ausgesetzt. Eine gründliche Aufklärung der Angehörigen, Freunde und Kollegen und ganz allgemein der Bevölkerung hilft den Betroffenen, besser mit ihrer Krankheit zu leben.

▼ Der von manchen Firmen verwendete Begriff hypoallergene Kosmetik besagt, dass die Präparate keine Stoffe enthalten, die bekanntermaßen Allergien auslösen. Trotzdem kann man im Einzelfall eine Überempfindlichkeit nicht vollkommen ausschließen. Zur Behandlung leichter Erscheinungen bieten sich Salben oder Cremes mit niedrig dosiertem Hydrocortison oder antiallergischen Wirkstoffen zum Auftragen an. Bei stärkeren Beschwerden hilft meist die Einnahme von Antiallergika (Mittel gegen Allergien). Beides gibt es rezeptfrei in der Apotheke.

Besenreiser und Krampfadern

Bei etwa sechzig Prozent der Deutschen entwickeln sich im Laufe des Lebens Veränderungen der Venen, zum Beispiel Besenreiser oder Krampfadern. Glücklicherweise kann man sie gut behandeln.

▼ Besenreiser: ein netzförmiges Geflecht blauroter Äderchen, das sich unter der Haut abzeichnet. Sie entstehen durch die Erweiterung von direkt unter der Haut liegenden Gefäßen. Treten sie auf, sollte durch eine spezielle Ultraschalluntersuchung ausgeschlossen werden, dass behandlungsbedürftige Krampfadern oder andere Venenerkrankungen vorliegen.

Ist das nicht der Fall und gibt es keine Beschwerden, gelten Besenreiser eher als kosmetisches Problem. Wenn sie optisch stören, lassen sie sich durch Veröden entfernen. Dazu spritzt der Arzt eine Flüssigkeit in die betroffenen Gefäße, die zu einer Verklumpung des Bluts in diesem Gebiet führt. Danach wird ein Druckverband angelegt. Oft sind nach Abnahme des Verbandes die blauroten Zeichnungen verschwunden oder wenigstens vermindert. Alternativ gibt es auch Methoden mit Laser, Strom oder einer Blitzlampe.

TIPP KRAMPFADERN ◀◀

Alle Maßnahmen, die die Muskel-Venen-Pumpe kräftigen, beugen Krampfadern vor. Dazu gehören Schwimmen, Radfahren, Spazierengehen sowie kühle Wassergüsse. Ungünstig sind langes Stehen, Bewegungsmangel, Übergewicht sowie warme Bäder oder Sauna.

Wer nicht zu solchen Methoden greifen möchte, kann die störenden Äderchen aber auch mit Camouflage, ein pastenartiges Make-up mit starker Deckkraft, kaschieren. Um den passenden Ton zu finden, müssen oft mehrere Farben gemischt werden. Ein Fixierpuder macht das Make-up wasserfest. Im Sommer können die betroffenen Stellen mit Selbstbräunern dem umgebenden Hautton angepasst werden.

Menschen, die zu Besenreisern neigen, sollten Wärme und direkte Sonneneinstrahlung meiden. Nach der Sauna oder einem heißen Bad müssen die Beine von

▼ *Besenreiser lassen sich durch stark deckende Pasten, Camouflage genannt, verbergen.*

unten nach oben kalt abgebraust werden.

Mehr als nur ein optisches Problem sind Krampfadern oder Varizen, also erweiterte, in ihrer Funktion gestörte Venen. Das Leiden entsteht durch eine angeborene Schwäche des Bindegewebes und der Venenklappen. Ohne eine intakte Muskel-Venen-Pumpe sowie funktionsfähige Venenklappen kann jedoch das Blut aus den Beinen nicht mehr vollständig zum Herzen zurückgepumpt werden. Es versackt dort regelrecht. Die Folgen: ein Spannungsgefühl, Schwellungen und manchmal auch Schmerzen. Als Komplikationen können eine Venenentzündung, Unterschenkelgeschwüre (Ulcus cruris) oder Venenverschlüsse auftreten.

▼ Kompressions- und Stützstrümpfe unterstützen die Venen-Muskel-Pumpe in den Beinen und vermindern so Krampfaderbeschwerden.

▼ Die bekannteste Behandlung der Krampfadern ist das Stripping. Dabei werden oberflächlich betroffene Venen mit Sonden herausgezogen. Nützlich ist in jedem Fall eine Kompression, also Druck auf das Venensystem. Dies verbessert die Arbeit der Muskel-Venen-Pumpe. Dazu gibt es spezielle Verbände und Kompressionsstrümpfe in den verschiedenen Kompressionsklassen. Letzte-

re müssen individuell angemessen werden. Diesen Service übernehmen viele Apotheken.

Die Behandlung venöser Störungen können Arzneimittel aus der Apotheke mit Extrakten der Rosskastanie, des roten Weinlaubs oder des Mäusedornwurzelstocks sowie Mittel mit Rutosid oder Troxerutin unterstützen. Sie sollen die Mikrozirkulation verbessern und die Kapillarwände abdichten.

Couperose

Die typischen Hautrötungen der Couperose treten vor allem an den Wangen auf. Die erweiterten Äderchen entstehen durch häufige Sonnenbäder, übermäßigen Alkoholkonsum oder durch die Einnahme verschiedener Medikamente, etwa Kortison. Sie verschlechtert sich wie die später noch erwähnte Rosacea durch physikalische Reize wie Hitze oder Kälte und auch durch scharfe oder heiße Speisen. Die Pflegemaßnahmen ähneln sich. Ärztlicherseits können zudem die Gefäße verödet oder mit Laser behandelt werden.

Finger- und Fersenrisse

Risse, Schrunden, Rhagaden: Es gibt viele Namen für schmerzhafte Einrisse der Haut. Meist treten sie an Fingerkuppen oder Fersen auf. Sie sind nicht nur ein kosmetisches Problem. Unbehandelt bieten sie Krankheitserregern die Chance, sich festzusetzen. Die den Einrissen zugrunde liegende überschießende Hornhautbildung entsteht durch trockene Haut, mechanische Belastung, Schädigung, etwa durch Wasser, oder Reinigungsmittel, möglicherweise aber auch durch eine erbliche Veranlagung.

Je dicker die Hornschicht ist, desto unelastischer wird sie. Sie reißt leicht, schmerzhafte Schrunden entstehen. Durch diese verliert die Hornschicht Wasser und trocknet aus, was sie erneut einreißen lässt. Ein Kreislauf, den es zu unterbrechen gilt.

Die erste Maßname: brüchige Hornhaut entfernen. Ein Bad macht sie weich. Danach lässt sie sich gut mit einem Bimsstein oder einer Sandblattfeile entfernen. Metallfeilen eignen sich weniger, da sie die Haut zu sehr aufrauen und leicht verletzen.

▼ Die bekannteste Schälsubstanz, die überschüssige Hornhaut entfernt, ist Salicylsäure. Sie weicht die Hornschicht auf, so dass sie leichter entfernt werden kann. Allerdings ist eine tägliche Anwendung über längere Zeit nötig. Vorsicht ist bei Unverträglichkeit gegen den Wirkstoff geboten.

Ist die Hornhaut geglättet, benötigt sie Feuchtigkeit. Wichtigster Wirkstoff, um die Haut damit zu

▼ *Oft hartnäckig: Finger- und Fersenrisse.*

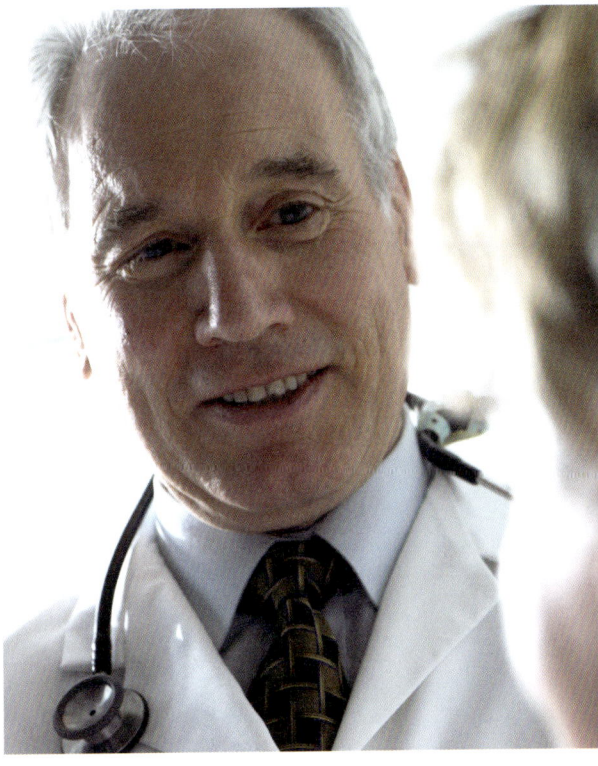

Auch bei Hautproblemen: Mit fachkundiger Hilfe die Ursachen klären.

versorgen, ist Harnstoff. Er wirkt nicht nur feuchtigkeitsspeichernd, sondern in hohen Konzentrationen von etwa zehn Prozent auch hornhautlösend. Auch Milchsäure und ihre Salze, Glycerin oder Aloe vera gelten als gute Feuchtigkeitsspender.

▼ *Neben dem richtigen Pflegeprodukt braucht man bei Finger- und Fersenrissen häufig auch Geduld und Beharrlichkeit.*

▼ Ob die Wirkstoffe als Creme, Salbe, Flüssigkeit oder Pflaster verwendet werden, hängt vom Zustand der Hornschicht ab. Reine Fettgrundlagen, etwa in Salben, empfinden viele Menschen an Händen und Füßen als unangenehm. Günstig sind Cremes, Lotionen oder Schäume, die schnell in die Haut einziehen. Besonders schnell bekommt man Hornhaut geschmeidig, wenn man das Pflegeprodukt abends dick auf Hände, einzelne Finger oder Füße aufträgt und es unter Baumwollhandschuhen oder Socken einwirken lässt.

Natürlich sollte man abklären lassen, warum so viel Hornhaut gebildet wird. Das können neben Druckstellen in Schuhen oder Kontakt mit hautschädigenden Stoffen auch Fehlstellungen des Fußes oder Erkrankungen wie Neurodermitis oder Schuppenflechte sein.

Fußpilz

„Schuhe ohne Strümpfe probieren? Hier nicht", heißt es in den meisten Schuhgeschäften. Wer barfuß erscheint, darf sich bereitgelegte Söckchen überstreifen. Doch dadurch wird der Schuhkauf kaum hygienischer.

Nach dem Gebrauch wandern die Söckchen oft wieder in die Schachtel zurück. Eine wunderbare Methode, um sich mit Fuß- oder Nagelpilz zu infizieren! Während man in Schwimmbädern, Saunen und Hotels peinlich drauf achtet, nur die eigenen Badelatschen zu tragen, scheinen beim Schuhkauf alle Vorsichtsmaßnahmen vergessen.

TIPP FUSSPFLEGE

Nicht nur zu feuchte Füße sind pilzgefährdet, sondern auch zu trockene. In die aufgesprungene Haut dringen die Krankheitserreger ebenso leicht ein wie in aufgequollene. Deshalb muss die Haut der Füße besonders in die Körperpflege mit einbezogen werden.

Fuß- und Nagelpilz gehören zu den häufigsten Hauterkrankungen. Beide werden durch Fadenpilze, sogenannte Dermatophyten, übertragen. Sie leben in den oberen Hautschichten der Betroffenen, werden zusammen mit Hautschuppen abgestoßen und lauern auf ein neues Opfer. Schlägt der Pilz zu, nässt, rötet und schuppt sich die Haut, sie juckt, und es bilden sich Blasen. Als typisch gilt auch das weißliche Aufquellen der Haut, häufig an den Stellen zwischen den Zehen.

Die Erstdiagnose sollte der Hautarzt stellen, um Verwechslungen mit ähnlich aussehenden Erkrankungen zu vermeiden. Meist genügt ihm, die äußeren Krankheitszeichen in Augenschein zu nehmen. In Zweifelsfällen oder bei hartnäckigen Erkrankungen legt er zur genaueren Diagnose eine Pilzkultur an. Da Pilzerkrankungen der Haut gerne immer wieder neu aufflammen, suchen viele Betroffenen Rat in der Apotheke. Sie bietet eine Reihe rezeptfreie Arzneimittel an.

Er hat das ganze Jahr über Saison: der Fußpilz.

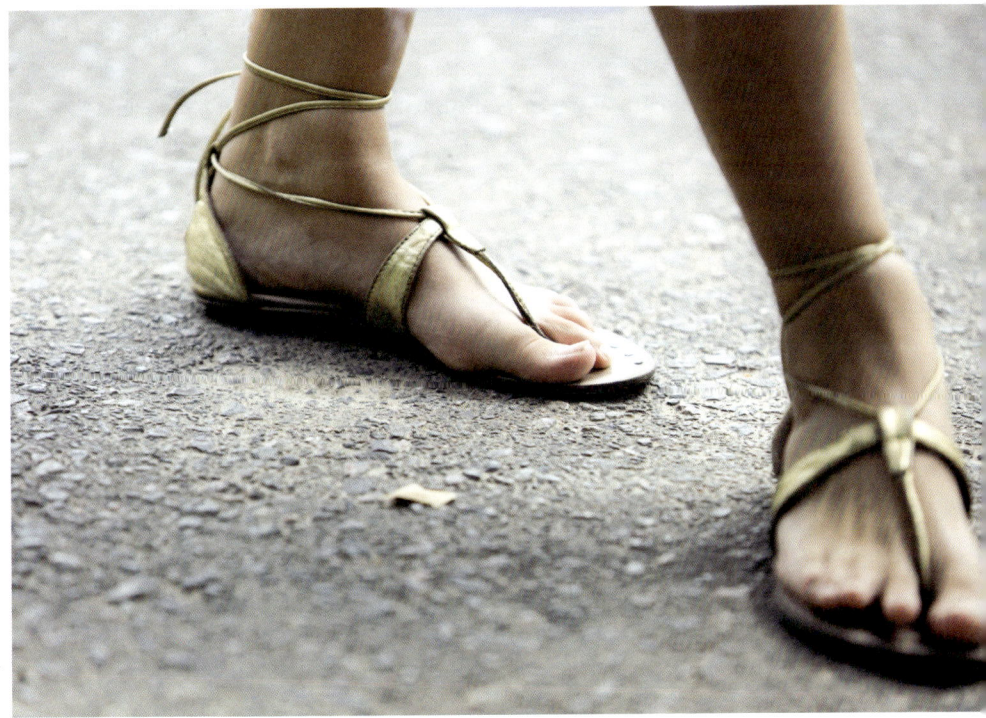

Trockene Füße machen Pilzerregern das Leben schwer.

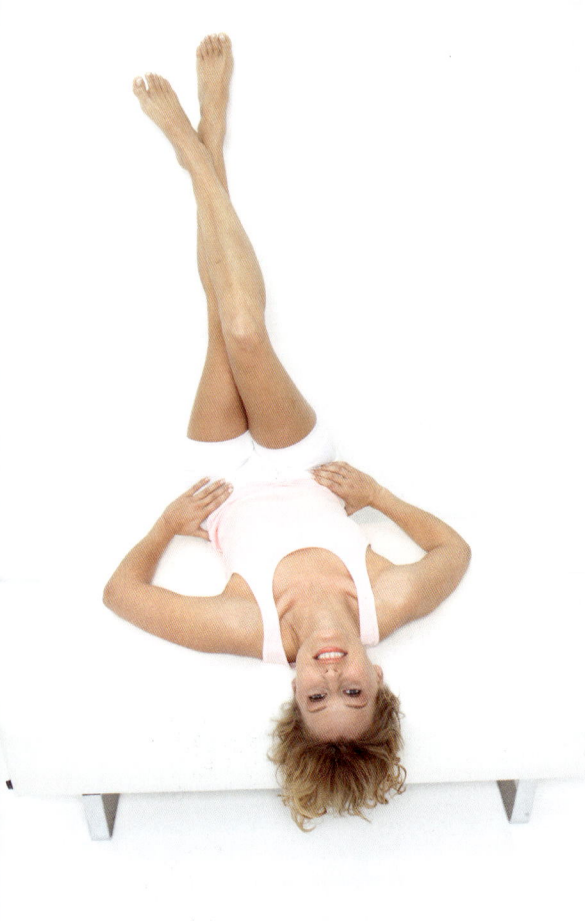

Gepflegt vom Kopf bis zu den Zehen.

Warum die Mittel manchmal scheinbar nicht wirken, liegt nicht selten an einer falschen Anwendung. So müssen Azole mindestens vier bis sechs Wochen lang, Terbinafin eine Woche angewendet werden. Die Präparate trägt man ein- bis dreimal pro Tag auf. Auch wenn es nicht mehr juckt oder wehtut, heißt es weiterbehandeln. Nur so lässt sich ein Wiederaufflammen der Erkrankung verhindern.

Ein relativ neues Präparat benötigt nur eine einzige Behandlung, um dem Pilz den Garaus zu machen, verspricht der Hersteller. Dazu die Lösung auf beide Füße, auch auf den nicht befallenen, auftragen. Während einer Einwirkzeit von vierundzwanzig Stunden dürfen die Füße nicht gewaschen werden. Dadurch bildet sich in der Haut ein Wirkstoffdepot, das langfristig den Pilz bekämpft.

Zu den bekanntesten Wirkstoffen zählt die Gruppe der sogenannten Azole. Hierzu zählen zum Beispiel Clotrimazol, Bifonazol oder Econazol. Hinzu kommen Terbinafin sowie gegen Nagelpilz Ciclopirox und Amorolfin.

Ob man eine Creme, ein Gel, eine Lösung oder ein Spray verwendet, hängt weitgehend vom Ort der Erkrankung, dem Hautzustand und der Beweglichkeit des Patienten ab. So bietet sich für ältere Menschen ein Spray im Fußbereich eher an als eine Creme.

Periorale Dermatitis

Stewardessen-Krankheit nennt der Volksmund etwas salopp diese entzündliche Hauterkrankung, die vor allem Frauen zu bekommen scheinen, die viel mit Hautpflege zu tun haben. Ärzte sprechen dagegen von perioraler Dermatitis. Schon dieser Fachbegriff liefert einen ersten Hinweis auf die Erkrankung. „Periorial" stammt aus dem Lateinischen und bedeutet „um den Mund herum". Der Begriff „Dermatitis" weist darauf hin, dass es sich um eine entzündliche Hauterkrankung handelt.

▼ Die Erkrankung beginnt mit kleinen Pickeln in der Mundregion, die in kleine Eiterpustel übergehen. Später können sie auch die Wangen und die Stirn treffen.

▼ Rund um den Mund – die „Stewardessen-Krankheit"

Oft fühlt sich die Haut trocken an und sie spannt. Da das Erscheinungsbild auch dem von anderen Erkrankungen ähnelt, spielt die genaue Diagnose eine wichtige Rolle.

Haut spannt, manchmal auch brennt und juckt. Eine Feuchtigkeitscreme lindert zwar kurzfristig die Beschwerden, der Hautzustand verschlechtert sich aber weiter.

▼ *Oft braucht es einen beinahe kriminalistischen Spürsinn, um die Auslöser der Stewardessen-Krankheit zu ermitteln.*

Neben einem Zuviel an Pflege zählen auch falsch angewendete Kosmetikprodukte zu den möglichen Auslösern. Auch Magen-Darm-Erkrankungen, hormonelle Umstellungen oder Stress scheinen eine Rolle zu spielen. Bei so vielen Möglichkeiten heißt es für Arzt und Patientin, viel Geduld und beinahe kriminalistischen Spürsinn an den Tag zu legen, um die Ursachen herauszufinden.

Liegt es an Pflegeprodukten, bedeutet dies eine Tabuliste. Betroffene Frauen müssen auf alle in Frage kommenden Reinigungs- und Abschminkprodukte sowie die üblicherweise verwendeten Hautpflegepräparate konsequent verzichten. Es dürfen nur Produkte zur Pflege verwendet werden, die der Arzt erlaubt. Die rigoroseste Maßnahme bedeutet aber Null-Therapie. Es dürfen über einen bestimmten Zeitraum überhaupt keine kosmetischen Produkte verwendet werden. Das kann unangenehm sein, da die

▼ Um die Symptome zu behandeln, kann der Hautarzt wirkstofffreie Salbengrundlagen zur Pflege verschreiben. Bessern sich die Beschwerden, geht der nächste Schritt zu leichten, möglichst emulgator- und konservierungsmittelfreien Produkten, um die Haut zu pflegen und zu reinigen. Schritt für Schritt geht es dann wieder in Richtung gängige Kosmetikprodukte. Dabei sind jedoch besonders milde und hautfreundliche Produkte zu bevorzugen.

In einigen Fällen tut auch eine ausgewogene Ernährung der Haut gut. Ähnliches gilt für den Abbau von Stress. Wenn die Haut sehr spannt und brennt, können unter Umständen kühle Umschläge mit schwarzen oder grünem Tee Linderung bringen. Jedoch darf dies die Haut nicht zu stark austrocknen. In hartnäckigen Fällen verordnet der Arzt Tabletten, die meist Tetracycline enthalten. Sie machen die Haut jedoch empfindlich gegen die UV-Strahlen des Sonnenlichts, so dass zusätzlich immer ein wirksamer Sonnenschutz aufgetragen werden muss. Keinesfalls dürfen eigenmächtig kortisonhaltige Cremes aufgetragen werden, da sie nach kurzer Besserung das Hautbild wieder verschlechtern.

Rosacea

Wer nicht selbst darunter leidet, kennt die Erkrankung wahrscheinlich nicht. Gesehen hat sie aber bestimmt schon jeder. Die Rosacea beginnt mit einer beidseitigen Rötung der Wangen und der Nasenflügel, Stirn und Kinn sind anfangs noch nicht betroffen. Im weiteren Verlauf werden die Flecken immer größer, es bilden sich entzündliche Herde, Stirn und Kinn sind dann auch befallen. In diesem Stadium ist sie sehr leicht mit einer Akne zu verwechseln. Da die Rosacea aber ganz anders behandelt wird, ist eine exakte Diagnose wichtig. Die Entzündungen verlaufen schubweise und können sogar die Lidränder der Augen betreffen. Bei Männern vermehrt sich das Bindegewebe der Nase manchmal krankhaft, was zum Auftreten eines Rhinophym, auch Knollen- oder Säufernase genannt, führt. Ohne

Behandlung bessert sich das Hautbild nicht.

Obwohl die Ursachen noch weitgehend unbekannt sind, scheinen eine Veranlagung zu erweiterten Äderchen, eine besonders ausgeprägte Empfindlichkeit gegen äußere Reize sowie Erkrankungen des Magen-Darm-Traktes eine Rolle zu spielen.

▼ Typisch ist eine Verschlechterung nach dem Genuss von scharfen Speisen, von Kaffee oder Alkohol sowie nach Hitze und Kälte. Diese Faktoren gilt es soweit wie möglich zu vermeiden. Entsprechend der großen Empfindlichkeit der Haut darf das Gesicht nur mit milden, leicht sauren Reinigungspräparaten gesäubert werden. Die Gesichtswässer sollten alkoholfrei und mit beruhigenden Zusätzen sein. Um keinen Wärmestau zu provozieren, sind Pflegeprodukte mit hohem Fettanteil zu vermeiden. Einige Firmen bieten grün gefärbte Tagescremes an. Da grün die Komplementärfarbe von rot ist, lassen sich die Rötungen optisch mildern.

Da Sonne eine Rosacea verschlechtert, müssen Präparate mit

▼ *Die Ursachen für eine Rosacea sind kaum bekannt. Man weiß jedoch, dass die Haut sehr empfindlich auf äußere Einflüsse reagiert.*

hohem Lichtschutzfaktor, am besten mit Mikropigmenten wie Titandioxid und Zinkoxid, verwendet werden. Leichte, gut deckende Make-up-Präparate schützen vor neugierigen Blicken, sind abends aber gründlich zu entfernen.

Die pflegenden Maßnahmen dienen der Unterstützung der Therapie durch den Arzt. Sie beschränken sich anfangs in der Regel auf äußerlich anzuwendende Präparate. Die bekanntesten Wirkstoffe sind Metronidazol und Erythromycin. Beide sind verschreibungspflichtig und werden häufig in der Apotheke als Individualrezeptur hergestellt. Auch Ichthyol-haltige Zubereitungen werden im akuten Stadium gerne zur nächtlichen Behandlung verordnet. Im fortgeschrittenen Stadium kommen Wirkstoffe wie Azelainsäure oder Isotretinoin zum Einsatz. Zusätzlich zur äußerlichen Behandlung können innerlich verabreichte Antibiotika wie Tetracycline oder Minocyclin starke Rötungen und Entzündungen im akuten Stadium lindern.

Die Rosacea ist eine langwierige, manchmal lebenslange Erkrankung. Durch Vermeidung auslösender Faktoren, eine geeignete Gesichtspflege sowie eine gute Zusammenarbeit mit dem Arzt bekommt man sie jedoch meist gut in den Griff.

Kein Privileg junger Haut: Bei manchen zeigen sich Pickel erst in späteren Jahren.

Unreine Haut

Unreine Haut galt lange Zeit als Erscheinung der Pubertät. Das hat sich geändert. Immer mehr Frauen im Erwachsenenalter und vereinzelt auch Männer haben unreine Haut. Meist tritt sie rund um den Mund auf, bei Männern auch an den seitlichen Wangenpartien und dem Hals. Häufig neigt die umgebende Haut dabei jedoch eher zu Trockenheit und benötigt Fett und Feuchtigkeit, was die Hautpflege verkompliziert. Die Behandlung fällt nicht immer leicht, da sich die Ursachen der Hautunreinheiten oft nicht klären lassen. In Frage kommen zum Beispiel der Einfluss bestimmter Medikamente, Stress, hormonelle Störungen oder die Verwendung von nicht geeigneten Kosmetika. Anders als bei Jugendlichen fehlen meist die Mitesser.

Zu den Arzneimitteln, die beim Erwachsenen Akne-ähnliche Hauterscheinungen auslösen können, gehören:

▷ mit Kortisol verwandte Substanzen
▷ Tetrazykline
▷ Antidepressiva
▷ Antiepileptika
▷ Vitamin B1, B6 und B12

Erfahrungsgemäß dauert es nach Absetzen des auslösenden Medikaments eine Weile, bis sich das Hautbild bessert.

Auch Stress kann zu Pickeln führen. Ob die Ursache allerdings auch in einer Überproduktion oder Überempfindlichkeit gegenüber männlichen Hormonen liegt, haben Forscher bislang noch nicht endgültig geklärt.

▼ Trockene Haut und gleichzeitig Pickel – eine Kombination, die eine einfallsreiche Hautpflege erfordert.

TIPP ERSTE HILFE BEI PICKELN ◀◀◀

Ein einzelner Pickel darf schon mal ausgedrückt werden. Allerdings mit Fingerspitzengefühl. Also nicht stark drücken. Die Haut darauf am besten mit warmen Kompressen vorbereiten und an Hygienemaßnahmen wie Desinfizieren denken. Besser: punktuell eine Benzoylperoxid-haltige Salbe oder Gel auftragen. Das öffnet den Pickel, desinfiziert und vermindert die Talgproduktion.

Eine besondere Form der unreinen Haut bezeichnen Ärzte als Acne cosmetica. Wie der Name schon sagt, tritt sie nach längerer Anwendung ungeeigneter Hautpflegeprodukte auf. Sie trifft vor allem Frauen, die schon früher eine Neigung zur Akne hatten. Einen Spitzenplatz nehmen bei den Auslösern Gesichts- und Haarpflegemittel ein.

 Eine Reihe von Grundlagen und Wirkstoffen gelten als komedogen, also Akne-auslösend. Hier vor allem einige Fette oder Fettstoffe. Es kommt allerdings nicht nur auf den Stoff als solchen, sondern auch auf seine Konzentration sowie auf Wechselwirkungen mit anderen Substanzen an.

Eine vor allem bei Männern auftretende Form der unreinen Haut: die Follikulitis, eine Entzündung des Haarbalgs. Es bildet sich eine Einstülpung in der Oberhaut, an deren unterem Ende sich die Haarwurzel bildet. Diese Entzündung kann überall auftreten, wo sich Haare befinden, bevorzugt natürlich im Gesicht oder auf dem Kopf. Vor allem nach dem Rasieren blüht die Haut manchmal auf. Da sich daran meist Bakterien, manchmal auch Hefen, beteiligen, besteht die Therapie in der äußerlichen Anwendung von Antibiotika- oder Antimykotikahaltigen Salben. In hartnäckigen Fällen verschreibt der Arzt Antibiotika-Tabletten.

TIPP KÜNSTLICHE FINGERNÄGEL ◀◀◀

Seit künstliche Nägel modern sind, geht eine Kosmetikakne nicht selten von den Fingernägeln aus. Nagelkleber, aber auch Nagellacke können bei Kontakt mit der Gesichtshaut die Hautunreinheiten auslösen.

Die Haut verstehen:
Aufbau und Alterung der Haut

Für seine zwei Quadratmeter Haut trägt jeder Mensch eine besondere Verantwortung. Denn sie ist mehr als nur eine Körperhülle. Die Haut bietet wesentlichen Schutz und Versorgung. Sie dient der Wärmeregulierung, ist sowohl Fett- als auch Flüssigkeitsspeicher und schützt vor Krankheitserregern und Sonnenstrahlen. Sogar Gefühle vermag sie auszudrücken. Unsere Haut ist ein wahres Multitalent, und dabei aber äußerst dünnhäutig: So ergeben ihre Schichten zusammen oft nicht mehr als 1,4 bis 4 Millimeter. Und trotzdem schützt uns die gesunde Haut zuverlässig vor Witterung und körperfremden Substanzen.

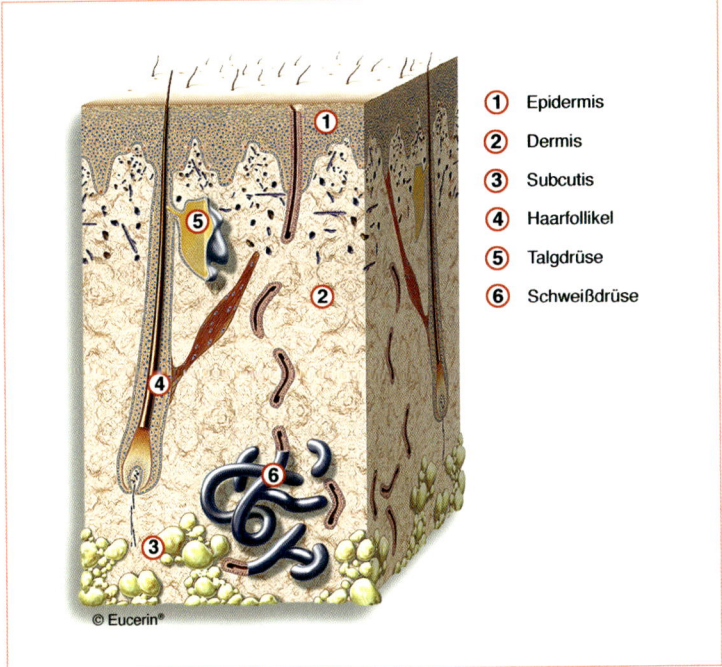

① Epidermis
② Dermis
③ Subcutis
④ Haarfollikel
⑤ Talgdrüse
⑥ Schweißdrüse

© Eucerin®

Der Aufbau der Haut: Um zu verstehen, warum Falten entstehen oder warum die Haut trockener und empfindlicher wird, hilft ein Blick „in die Haut"

Der Hautaufbau

Die Haut besteht aus drei Schichten:

▷ der oberen sichtbaren Schicht, Epidermis oder Hornschicht genannt
▷ der darunterliegenden Lederhaut, fachsprachlich Dermis
▷ dem Fettgewebe, der Subcutis

▼ *Die junge Haut erneuert sich jeden Monat. Bei reiferer Haut dauert es etwas länger.*

Die Hornschicht bildet den Teil der Haut, den wir alle sehen können. Hier greift auch die Pflegekosmetik an. Die Oberfläche ist nicht glatt, sondern wellig. Falten zeigen sich als mehr oder weniger tiefe Einkerbungen. Die gesamte Oberfläche bedeckt ein Schutzfilm, der Säureschutzmantel. Er besteht aus Fetten, Salzen und Wasser. Sie stammen von Ausscheidungen der Schweiß- und Talgdrüsen sowie Fetten der Hornschicht.

Der Säurewert spielt für diesen Schutzfilm eine wichtige Rolle. Wie sauer oder basisch etwas reagiert, gibt der sogenannte pH-Wert an. Auf einer Skala von 1 bis 14 hat neutrales Wasser einen pH-Wert von 7. Werte unter 7 zeigen saure Substanzen an, Lösungen mit einem Wert über 7 nennt man basisch oder alkalisch. Der Säureschutzmantel gesunder Haut besitzt einen pH-Wert von etwa 5,5. Er ist also schwach sauer.

▼ Dieser Wert hat seinen Sinn, denn in diesem Milieu herrschen optimale Bedingungen. Krankmachende Mikroorganismen können nur schlecht überleben. Doch schon einmaliges Waschen mit Seife verschiebt den pH-Wert der Haut über mehrere Stunden in den alkalischen Bereich. Gesunde, junge Haut hat damit wenig Probleme. Sie stellt unter normalen Umständen in kurzer Zeit wieder das normale Milieu her. Je älter man wird, desto länger dauert dies jedoch.

Die Hornschicht weist eine unterschiedliche Dicke auf. Sie ist an Stellen, wo sie besonders stark beansprucht wird, etwa an den Fußsohlen oder Handinnenflächen, um ein Vielfaches dicker als an anderen Körperregionen. Diese verstärkte Hornschicht bezeichnet man umgangssprachlich als Hornhaut. Mit zunehmendem Alter nimmt ihre Dicke jedoch ab.

Betrachtet man einen Querschnitt durch die Epidermis unter dem Mikroskop, so sieht man mehrere übereinandergestapelte Zellschichten. Zuunterst sitzen die Basalzellen. Sie trennen die Hornschicht von der Dermis. Diese Basalzellen heißen auch Keratinozyten, abgeleitet von Keratin, einem Eiweiß, aus dem der Körper sie herstellt. Junge Basalzellen teilen sich sehr gerne und bilden auf diese Weise ständig neue Zellen. Diese wandern nach oben und füllen sich dabei immer mehr mit Keratin. Allmählich verändern sie ihre Gestalt und werden flacher. Schließlich stellen sie den Stoffwechsel ein und bilden tote Hornzellen.

Dies dauert bei junger Haut etwa achtundzwanzig Tage, mit zunehmendem Alter bis zu vierzig Tage. Die Hornzellen der obersten Schicht lockern sich nach und nach aus ihrem Verband, und der Körper stößt sie schließlich ab. Täglich verstreut der Organismus etwa zehn Gramm Hornschüppchen, ohne dass wir davon viel bemerken.

Kurz bevor die Keratinozyten absterben, stoßen sie ihren Zellinhalt ab. Hier hat die Natur klug vorgesorgt. Sie verwendet den Zellinhalt aus Fetten, Eiweißen und Wasser, um die noch aktiven Hornzellen miteinander zu verkleben. Dabei entsteht eine fast undurchdringliche Barriere. Man vergleicht sie gerne mit einer Mauer, bei der die Korneozyten die Ziegelsteine und die Fette den Mörtel bilden.

▼ Diese Barriere ist lebenswichtig. Sie schützt den Körper vor dem Eindringen von Fremdstoffen und vor Krankheitserregern und verhindert, dass er zum Beispiel Wasser verliert. Die Qualität der Barriere hängt von einem ausgewogenen Verhältnis von Fetten und Wasser ab. Sowohl ein Entfernen von Fetten, zum Beispiel durch aggressive Reinigung, als auch der nachfolgende Wasserverlust schadet der Barriere. Die Austrocknung macht die Haut brüchiger, was wiederum den Wasserverlust verstärkt. Die Haut fühlt sich trocken an und schuppt sich.

Viele kosmetische Störungen und Hautkrankheiten gehen auf eine Störung der Barriere zurück. Deshalb bedeutet eine wirksame Hautpflege immer auch den Erhalt oder die Wiederherstellung des gestörten Schutzes.

▼ *Die Haut erfüllt wichtige Schutzfunktionen. Die richtige Pflege unterstützt sie dabei.*

▼ Das Wasser in der Hornschicht halten natürliche Feuchthaltefaktoren zurück. Zu ihnen zählen zum Beispiel Harnstoff und Milchsäure. Allen gemeinsam: Sie ziehen Wasser aus der Umgebung an und binden es. Ein Wassergehalt von mehr als zehn Prozent hält die Hornschicht geschmeidig und die Barriere stabil.

Die nächste Schicht, die Dermis, besteht zum Großteil aus Bindegewebe. Darunter versteht man ein Geflecht der Fasern Kollagen und Elastin. Sie verleihen, wie der eine Name bereits nahe legt, der Haut Elastizität und Reißfestigkeit. Die Kollagenfasern einer jugendlichen Haut speichern das Mehrfache ihres Eigengewichts an Wasser und halten so die Dermis straff und prall. Jugendliche Haut verdankt ihr Aussehen daher sowohl einem intakten Bindegewebe, als auch den gefüllten Wasserspeichern. Deshalb wünscht sie sich ständig Nachschub. Dazu trägt auch das Trinken bei, das also nicht nur gesund, sondern auch ein ausgezeichnetes Kosmetikum ist.

In der untersten Hautschicht, der Subcutis, befindet sich lockeres Bindegewebe, das mit Fettzellen durchsetzt ist. Diese sind zu Kugeln zusammengelagert, die zahlreiche kleine Blutgefäße durchziehen. So entsteht ein prall gefülltes Gewebe, das als Polster gegen Stoß und Druck auf den Körper dient. Da es im Gegensatz zu Wasser Wärme schlecht leitet, isoliert eine gut gefüllte Fettschicht gegen Kälte. Deshalb frieren schlanke Menschen leichter als füllige.

Was man über Hautalterung wissen muss

Die biologische Uhr tickt auch für unsere Haut, allerdings nicht für jeden gleich schnell. Die Gene und das Geschlecht spielen hier eine große Rolle. Man nennt es daher auch das genetische Altern. Es trifft nicht nur die Haut, sondern alle Körperzellen und bestimmt letztendlich unsere Lebenserwartung.

Aber auch äußere Einflüsse wirken sich aus. Die Hauptfaktoren, die die Haut schneller altern lassen: zu viel Sonne, Rauchen, Umweltschadstoffe, häufige Schlafdefizite, eine ungesunde Lebensweise und falsche Ernährung. Bei allzu sorgloser Lebensführung kann dieses Altern durchaus das genetische Alter überflügeln.

Experten zeigen sich einig, dass in erster Linie UV-Strahlung, die Werte gehen bis zu achtzig Prozent, für die vorzeitigen Hautalterungsprozesse im Gesicht, am Dekolleté und auf den Händen sorgt. Wohlgemerkt: Nicht die Sonne an sich schadet. In Maßen genossen trägt sie entscheidend zu unserer Gesundheit bei. Wie in vielen Lebens bereichen gilt aber auch hier der bekannte Satz: Die Dosis sorgt dafür, ob ein Stoff ein Gift ist.

Genetische Hautalterung und vorzeitige Hautalterung lassen sich anhand bestimmter Anzeichen unterscheiden.

Genetisch gealterte Haut zeigt sich

- dünn, fast zigarettenpapierartig
- an durchscheinenden Hautgefäßen
- in leichter Verletzbarkeit
- trocken, oft schuppig
- als feine Fältchen
- durch eine dünnere Dermis, Elastizitätsverlust
- durch eine dünnere Epidermis bei gleichbleibender Dicke der Hornschicht

Vorzeitig gealterte Haut fällt zusätzlich durch folgende Anzeichen auf:

- verdickte Hornschicht, wie gegerbt wirkende Haut
- extrem trocken und schuppig
- tiefe Falten und Furchen
- Pigmentflecken, auch Altersflecken genannt
- häufig Neigung zu bleibenden Gesichtsrötungen
- Verhornungsstörungen, die als Vorstufe von Krebs gelten

Die Merkmale der genetischen Hautalterung betreffen den ganzen Körper gleichmäßig, während die der vorzeitigen Alterung nur an unbedeckten Teilen auftritt. Also den Stellen, die der Sonne ausgesetzt waren. Das lässt sich selbst gut testen, indem man den Handrücken mit der seitlichen Partie des Oberkörpers vergleicht. Der Unterschied dürfte jedem auffallen. Allerdings nur dann, wenn man nicht zu den Anhängern der nahtlosen Bräune zählt.

▼ Reifere Haut speichert Feuchtigkeit nicht mehr so gut. Hier können geeignete Feuchthaltefaktoren in Hautpflegeprodukten helfen.

Ob genetisches oder Umweltaltern: Unbestritten bleibt, dass die Haut mit zunehmendem Alter immer trockener wird. Dies liegt daran, dass sie weniger Schweiß und Talg produziert und sich die daran beteiligten Fette anders zusammensetzen. Folge: Die Haut speichert nur noch schlecht Wasser und reagiert zunehmend empfindlich auf falsch ausgewählte Reinigungs- und Pflegeprodukte.

Durch UV-Strahlung, Zigarettenrauch und andere Stressfaktoren bilden sich zudem vermehrt schädigende Enzyme. Diese Stoffe beschleunigen den Abbau der elastischen Fasern, insbesondere von Kollagen und Elastin. Frisches Kollagen bildet sich meist fehlerhaft nach und legt sich als Klumpen im Bindegewebe ab. Das Bindegewebe verliert seine Fähigkeit Wasser zu binden. Die Haut verliert ihre Spannkraft und verhärtet sich. Mimische Fältchen, manchmal auch tiefere Falten werden sichtbar.

▼ Auch die gleichmäßige Sonnenbräune der Jugend gehört der Vergangenheit an. Die Zellen, die Farbstoffe produzieren und damit für einen sommerlichen Teint sorgen, verteilen sich jetzt nicht mehr so gleichmäßig. Außerdem entstehen Pigmentflecken, im Volksmund als Altersflecken bezeichnet (siehe auch Seite 57). Sie tauchen umso zahlreicher und größer auf, je häufiger die Stelle der Sonne ausgesetzt wurde. Deshalb können sie durchaus auch schon bei Dreißigjährigen auftreten

Auch verschiedene Arzneimittel können die Trockenheit der Haut im Alter noch verstärken. Zu diesen Medikamenten zählen zum Beispiel:

▷ Diuretika: entwässernde Mittel, die den Blutdruck senken
▷ Betablocker: Blutdruckmittel, die zusätzlich die Herzfrequenz herabsetzen und so den Kreislauf entlasten
▷ Herzglykoside: Herzmittel, die ein schwaches Herz unterstützen
▷ Lipidsenker: Arzneimittel, die die Blutfette vermindern
▷ Corticoide: Sie bekämpfen Entzündungen
▷ Schmerzmittel aus der Gruppe der sogenannten NSAR, der nichtsteroidalen Antirheumatika

Oft treten jenseits der 40 im Bereich der Schläfen, der Stirn oder an den Ohrläppchen raue, verhornte Stellen auf, die sich manchmal bräunlich verfärben. Will man diese entfernen, bluten sie. Meist handelt es sich um sogenannte aktinische Keratosen, einer Vorstufe von Hautkrebs. Da sie sich in diesem Stadium gut behandeln lassen, sollte man sie

frühzeitig einem Dermatologen zeigen.

Harmlos dagegen: kleine Wärzchen, die sich häufig am Hals und Dekolleté zeigen. Sie haben mit echten Warzen nichts zu tun. Sie kann ein Arzt ebenfalls leicht entfernen.

Register

Aceton	33
Acne cosmetica	84
Akne	38, 81, 83
Allergien	51, 61, 72
Aloe vera	56, 64, 70, 76
Alpha-Liponsäure	68
Altersflecken	57, 90
Ampulle	16, 17, 54
Antibiotika	82, 84
Antioxidanzien	67
Antitranspiranzien	59, 60
Augencreme	13
Besenreiser	57, 73
Beta-Karotin	68
Bimsstein	31
Bindegewebe	88
Biotin	52, 54, 66
Blondieren	50
Botox	60, 62, 63
B-Vitamine	66
Camouflage	19, 58, 73
Cellulite	56, 57
Coffein	54, 57
Couperose	74
Deodoranzien	59
Dimethylaminoethanol	69
Eichenrinde	30
Ekzeme	45
Elastin	88, 90
Emulgator	21, 24, 25, 80
Emulsionen	9
Enthaarungscreme	55
Epiliergeräte	56
Facelifting	63
Fettgewebe	86
Fettsäuren	69

Feuchthaltesubstanzen	11, 64
Filler	70
Fixierpuder	73
Flavonoide	68
Freie Radikale	35, 67
Fruchtsäure	46, 47
Fußpilz	77-79
Gesichtswasser	10, 81
Glycerin	64
Grüner Tee	39, 68
Haarausfall	53
Haarefärben	50
Haarkur	49
Haartönung	50
Haarspülung	49
Handcreme	28
Handschuhe	26, 27, 52, 76
Handwaschpaste	28
Harnstoff	56, 64, 65, 71, 76, 88
Hautkrebs	34, 35, 58, 91
Henna	42, 51
Hormone	71, 83
Hornhaut	31, 75, 76, 86-88
Hühnerauge	31
Hyaluronsäure	61, 65, 70
Implantat	61, 62
Infrarot	36
Kalkseifen	10
Karotinoide	68
Keratosen	91
Kleie	10
Kollagen	61, 65, 69, 71, 88, 90
Kompressionsstrümpfe	74
Kortison	74
Krampfader	57, 73, 74
Kupfer	69

Laser	56, 63, 73, 74		Schuppenflechte	76
Lederhaut	86, 87		Schweiß	9, 60
Leitungswasser-Iontophorese	60		Schwitzen	59
Linolensäure	25		Seife	27, 86
Linolsäure	25		Selbstbräuner	42, 43, 58
Liposomen	25		Shampoo	48, 49, 65
Lymphdrainage	57		Sonnenallergie	38
			Sonnenbrille	36
Make-up	9, 10, 14, 73, 82		Stewardessen-Krankheit	79, 80, 81
Maske	15-19, 26, 28		Stripping	74
Mäusedorn	57, 74		Syndets	10, 22, 28
Nachtcreme	13, 44		Tagescreme	19, 44
Nachtpflege	10		Tagespflege	11, 12
Nägel	32, 52		Talgdrüse	24, 90
Nagelfeile	31, 52		Tannin	30
Nagellack	32		Tenside	21, 23
Nagelpilz	77, 78, 79		Tränensäcke	14
Neurodermitis	45, 76		Trichloressigsäure	47
Öl-in-Wasser	11, 24, 25, 40, 44		Unreine Haut	10, 83
			UV-Strahlen	19, 26, 34, 35, 37, 38,
Panthenol	40, 56, 66			42, 67, 81, 89, 90
Peeling	14, 46, 47, 58		UV-Schutz	11, 12, 36-39, 40,
Periorale Dermatitis	79, 80, 81			44, 47, 51, 58, 63, 82
pH-Wert	23, 28, 46, 86			
Pigmentstörung	19		Vitamin A	47, 66, 68, 69, 71
Propylenglykol	65		Vitamin C	39, 57, 66, 68
			Vitamin E	39, 66, 68
Radikalfänger	66, 67		Vitamin K	69
Rasur	55			
Rosacea	81, 82		Wasser-in-Öl	12, 24, 25
Rosskastanie	57, 74		Weißfleckenkrankheit	58
Rotes Weinlaub	74		Wimperntusche	14
Salbei	60		Zink	54
Salicylsäure	75			
Sauna	44, 45, 73			
Säureschutzmantel	23			
Schaumbad	44, 45			
Schilddrüse	59			
Schuppen	49			

Wichtige Adressen

Deutschland

2m2-haut
Internet: www.2m2haut.de
Präventionskampagne von gesetzlicher Kranken- und Unfallversicherung. Bietet unter anderem allgemeine Informationen zum Thema Haut, Hautschutz und -pflege und spezielle Informationen über beruflichen Hautschutz.

Arbeitsgemeinschaft ästhetische Dermatologie und Kosmetologie e.V.
Bergstraße 1
69120 Heidelberg
Tel.: 06221 11829
Fax: 6221 402088
E-Mail: docherbst@adk-online.org
Internet: www.adk-online.org
Vereinigung von firmenunabhängigen Dermatologen und Naturwissenschaftlern, die auf kosmetologischem und hautphysiologischem Gebiet forschen und lehren oder sich dafür interessieren. Bietet im Internet eine Arztsuche an.

Arbeitsgemeinschaft Dermatologische Prävention (ADP) e.V.
Cremon 11
20457 Hamburg
Tel.: 040 20913160
Fax: 040 20913161
E-Mail: info@unserehaut.de
Internet: www.unserehaut.de
Bietet unter anderem Broschüren zu den Themen Früherkennung von Hautkrebs, Sonnenschutz und Nutzung von Solarien.

Bundesverband Neurodermitiskranker in Deutschland e.V.
Oberstrasse 171
56154 Boppard
Tel.: 06742 87130
Fax: 06742 2795
info@neurodermitis.net
www.neurodermitis.net
Selbsthilfeorganisation für Neurodermitis-, Asthma-, Allergie-, Vitiligo- und Psoriasiskranke.

Deutsche Dermatologische Gesellschaft
Robert-Koch-Platz 7
10115 Berlin (Mitte)
Tel.: 030 2462530
Fax: 030 24625329
ddg@derma.de
Internet: www.derma.de
Bietet unter anderem im Internet einen Suchservice für Hautkliniken und -ärzte in Deutschland, Österreich und der Schweiz.

Deutsche Dermatologische Lasergesellschaft e.V. (DDL)
Martinistraße 52
20246 Hamburg
Fax: 01805 313231
E-Mail: info@ddl.de
Internet: www.ddl.de
135 Hautärztinnen und Hautärzte mit Spezialisierung auf Laseranwendungen haben sich hier zusammengeschlossen.

Deutsche Gesellschaft der Plastischen, Rekonstruktiven und Ästhetischen Chirurgen
Luisenstr. 58-59
10117 Berlin
Tel.: 030 28004450
Fax: 030 28004459
E-Mail: info@plastische-chirurgie.de
Internet: www.plastische-chirurgie.de
Die Gesellschaft bietet im Internet ein Verzeichnis der plastischen Chirurgen in Deutschland, die nach Postleitzahlen sortiert ist.

Deutsche Haut- und Allergiehilfe e.V.
Heilsbachstr. 32
53123 Bonn
Tel.: 0228 367910
Fax: 0228 3679190
E-Mail: info@dha-allergien.de
Internet: www.dha-allergien.de
Die Deutsche Haut- und Allergiehilfe e.V. setzt sich seit 1984 erfolgreich für die Belange von Menschen mit chronischen Hauterkrankungen und Allergien ein.

Deutscher Allergie- und Asthmabund e.V. (DAAB)
Fliethstraße 114
41061 Mönchengladbach
Tel.: 02161 814940
Fax: 02161 8149430
E-Mail: info@daab.de
Internet: www.daab.de
Wissenswertes über allergische Erkrankungen der Haut. Bietet mit dem Allergiemobil eine rollende Beratungsstelle an.

GD Gesellschaft für Dermopharmazie
Gustav-Heinemann-Ufer 92
50968 Köln
Tel.: 02162 67454
Fax: 02162 80589
E-Mail: webmaster@gd-online.de
Internet: www.gd-online.de
Hier haben sich Apotheker zusammengeschlossen,
die sich auf das Thema Haut spezialisiert haben.

Industrieverband Körperpflege- und Waschmittel e.V. (IKW)
Mainzer Landstraße 55
60329 Frankfurt am Main
Tel.: 069 25561323
Fax: 069 237631
Internet: www.ikw.org
Mitglieder im IKW sind Hersteller und Vertreiber von
Körperpflegemitteln, Wasch- und Reinigungsmitteln,
Pflegemitteln sowie Hygieneerzeugnissen. Der IKW
bietet kostenloses Informationsmaterial zu diesen
Produkten an.

Österreich

**Österreichische Gesellschaft für Dermatologie und
Venerologie**
c/o Wiener Medizinische Akademie für ärztliche
Fortbildung und Forschung
Alser Straße 4
1090 Wien, Österreich
Tel.: (0043) 14051383-20 oder -21
Fax: (0043) 14051383-23
Internet: www.oegdv.at

Schweiz

**Schweizerische Gesellschaft für Dermatologie und
Venerologie**
Generalsekretariat
Case postale 782
2002 Neuchâtel, Schweiz
Tel./Fax: (0041) 32 7214260
E-Mail: sgdv-ssdv@hin.ch
Internet: www.derma.ch. Bietet im Internet unter
anderem einen Suchdienst für Hautärzte an.

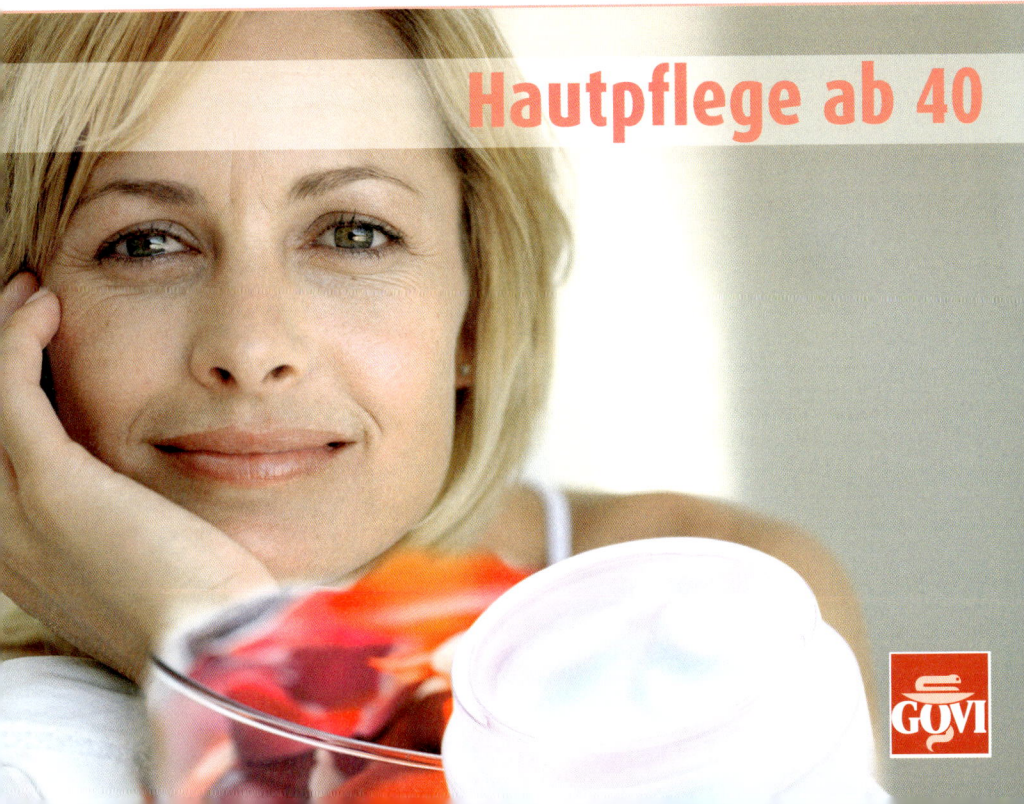

Hautpflege ab 40

GOVI

Ihre Meinung ist uns wichtig

*Sagen Sie uns, der Redaktion des Verlages, wie
Ihnen dieses Buch gefällt, was Sie gut finden,
und wo es Verbesserungen geben könnte!*

Vielen Dank!

Absender:

Wie hat Ihnen dieses Buch gefallen? Und warum?
Was fanden Sie gut, was verbesserungswürdig?
Der Verlag freut sich über jede Zuschrift!
Ich finde das Buch „Hautpflege ab 40" sehr gut,
weil:

_____

_____

_____

Folgendes müsste an dem Buch noch verbessert
werden:

_____

_____

_____

GOVI-VERLAG

Pharmazeutischer Verlag GmbH

Bereich Publikumsmedien

Carl-Mannich-Straße 26

65760 Eschborn

ANREGUNGEN UND KRITIK